Die Zick-Zack-Linie
– Einfach funktional bewegen

D1671379

Dirk Beckmann

Die Zick-Zack-Linie

– Einfach funktional bewegen

Dirk Beckmann

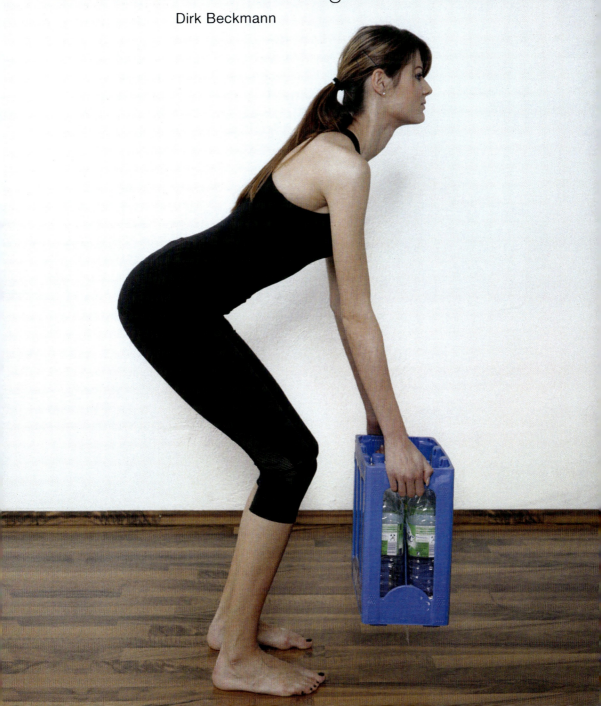

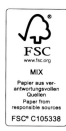

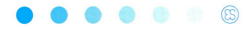

Danksagung

Ein Buch entsteht nie im luftleeren Raum. Es sind zahlreiche Menschen beteiligt. Sie sind so zahlreich, dass ich hier nicht allen persönlich danken kann. Den Menschen, die mit ihrem Feedback und Ihrem Engagement – in welcher Form auch immer – zum Gelingen des Buches beigetragen haben, danke ich daher an dieser Stelle insgesamt. Ihr werdet sicher erneut die Gelegenheit bekommen.

Danken möchte ich aber ganz besonders meiner Frau Marian und meiner Tochter Joy Darleen, die mich immer wieder auf den Boden der Tatsachen zurückgeholt haben, mit ihrer Liebe für mich da waren und mir Kraft gegeben haben. Für die Geduld, die die beiden aufgebracht haben, wenn es darum ging, zwischen Klienten, Kampfkunstschülern und Buchprojekten auch noch ein Stück von mir zu ergattern gibt es kaum Worte. Ein ganz herzliches „Dankeschön". Mir ist bewusst, dass das nicht immer einfach war und ist. Das macht mich umso dankbarer.

Last but not least danke ich natürlich allen Kritikern und Nörglern. Ohne sie wäre es nur halb so interessant und lustig. Ich bin der festen Überzeugung, dass man etwas falsch gemacht hat, wenn solche Menschen sich nicht ab irgendeinem Zeitpunkt melden.

Einleitung

Wir leben in einer Welt, in der verbessert, optimiert und rationalisiert wird. Fahrzeuge, Gebäude und andere „tote" Dinge sollen Energie sparen und effizient sein. Aber wie sieht es mit uns selbst aus? Wann haben Sie sich das letzte Mal Gedanken darüber gemacht, wie effizient und energiesparend Sie eine Treppe hochsteigen oder sich nach der heruntergefallenen Fernbedienung bücken? Wenn Sie ehrlich sind wahrscheinlich noch nie. „Aber im Sport!" werden Sie jetzt vielleicht entgegnen. Geben Sie mir etwas Zeit, denn dazu kommen wir im nächsten Kapitel.

Der Schweizer Mediziner und Körpertherapeut Dr. med. Hans Flury brachte 1995 ein interessantes kleines Büchlein mit dem Titel „Die neue Leichtigkeit des Körpers" auf den Markt, in dem er neben dem „normalen Bewegen" auch das Falten des Körpers in der Zick-Zack-Linie vorstellt. Ein hoch interessantes und für mich zu dieser Zeit Augen öffnendes Werk, das jedoch leider aufgrund der häufig medizinisch und fachlich korrekten Ausdrucksweise bei der breiten Masse keine allzu große Verbreitung fand. Mittlerweile ist es nur noch gebraucht erhältlich. Dieses Buch ist der Versuch, das Thema Zick-Zack-Linie in einem neuen Licht zu präsentieren.

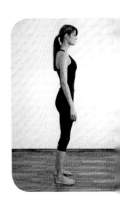

Als Faszientherapeut und Experte für Körperstruktur und Bewegung habe ich mich über Jahre mit diesem Bewegungsmuster beschäftigt. Auch meine über 27 jährige Erfahrung als Kampfsportler gab mir zahlreiche Möglichkeiten, dieses Muster in der Praxis zu erproben. Anders als Dr. Flury spreche ich allerdings nicht von „normalem" Bewegen. Sicher hat er recht mit dieser Bezeichnung, denn der Mensch sollte sich „normalerweise" auf diese Art und Weise bewegen. Das tut er aber in der Regel nicht. „Normal" ist daher für den „Normalbürger" etwas völlig anderes. Um Verwirrungen auszuschließen, spreche ich daher von „funktionalem Bewegen".

Ich möchte Ihnen in diesem Buch eine moderne und leicht verständliche Herangehensweise an das Thema präsentieren. Selbstverständlich werden sich immer wieder Überschneidungen zur Arbeit von Dr. Flury ergeben, auch wenn ich in diesem Buch meine eigenen Erklärungsmodelle und Herangehensweisen vorstelle. Daher möchte ich mit dieser Einleitung nachdrücklich die Quelle würdigen, die mich bei meinen eigenen Nachforschungen inspiriert hat.

Wo fange ich an?

Auch wenn Sie sie natürlich ohnehin haben, möchte ich Ihnen liebe Leserin oder lieber Leser an dieser Stelle ganz explizit die Erlaubnis geben, das Buch so zu lesen, wie es am besten gefällt. Der theoretische Unterbau der Zick-Zack-Linie in der ersten Hälfte des Buches und die Frage was denn überhaupt funktionales Bewegen bedeutet oder was Faszien sind, ist für die Wirksamkeit der Übungen in der zweiten Hälfte nicht zwingend erforderlich. Die Übungen und das Bewegungsmuster Zick-Zack-Linie funktionieren also auch ohne dass Sie wissen warum sie funktionieren. Wenn Sie also zu den Lesern gehören, die gleich zur Sache kommen wollen, dann haben Sie meinen Segen :-) Sie können bei Bedarf das Buch ja jederzeit noch einmal aufschlagen und sich das Konzept hinter dem Bewegungsmuster zu Gemüte führen. Was Sie nicht überspringen sollten, sind die Erklärungen zur Ausführung der Übungen. Mit diesem Hintergrund werden Sie deutlich schneller und erfolgreicher ans Ziel kommen und die Zick-Zack-Linie in Ihr Leben integrieren.

Wenn Sie zu den Lesern gehören, die ein Buch von vorn bis hinten durchlesen, dann kann ich Ihnen viel Spaß mit den folgenden Kapiteln wünschen. Wahrscheinlich werden Sie Ihr Weltbild in Sachen Bewegen erschüttern oder zumindest gehörig daran rütteln.

Funktionales Bewegen – Die Basics

Wie Dr. Flury möchte ich zum Einstieg in das Thema Ihren Blick auf die Tierwelt richten. In freier Wildbahn bewegen sich Tiere funktional. Ein Löwe bewegt sich wie ein Löwe – geschmeidig und gleichzeitig kraftvoll. Wenn Sie eine Herde von Delfinen, Wildpferden, Elefanten oder einen Schwarm Vögel betrachten, dann wird es Ihnen wahrscheinlich schwer fallen, innerhalb der jeweiligen Gruppe einzelne Tiere voneinander zu unterscheiden. Ein Tier bewegt sich wie das andere. Lediglich äußere Merkmale helfen Ihnen bei der Unterscheidung. Wie ist das nun bei uns

Menschen? Wenn Sie einmal mit wachem Auge durch die Fußgänger-zone Ihrer Wahl schlendern, dann wird Ihnen auffallen, dass Ihre Mit-menschen sich sehr unterschiedlich bewegen. Das fängt bei der Körper-haltung an und hört bei den einzelnen Bewegungsmustern auf. Oft gelingt es uns sogar, Menschen lange, bevor wir das Gesicht erkennen können, alleine durch die Art wie sie sich bewegen, zu identifizieren. Woran liegt das?

Tiere bewegen sich in der Regel nicht bewusst. Bevor mir der geneigte Tierfreund nun an die Gurgel springt, möchte ich diese Aussage etwas genauer erklären. Ich möchte einem Tier nicht absprechen, Emotionen zu haben und gewisse Aktionen „bewusst" zu vollziehen. Über das Bewe-gen an sich wird es sich aber wahrscheinlich wenig Gedanken machen und das ist auch gut so. Anders als wir Menschen kommen die meisten Lebewesen sehr weit entwickelt zur Welt. Ein junges Wildpferd beispiels-weise kann kurz nach der Geburt bereits mit der Herde laufen. Würde es Monate brauchen, wie das bei uns Menschen der Fall ist, dann wäre das in der freien Wildbahn ein sicheres Todesurteil. Dazu kommt, dass Tiere sich so bewegen, wie es ihr Körperbau vorgibt. Ein Fisch schwimmt wie ein Fisch, ein Tiger bewegt sich wie ein Tiger und ein Vogel eben wie ein Vogel. Wenn wir krankhafte Veränderungen durch Verletzung oder ähn-liche Dinge ausschließen, dann bewegen sich Tiere ganz unbewusst am Optimum dessen was ihr Körper hergibt. Sie bewegen sich funktional. Und was machen wir Menschen?

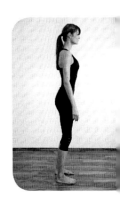

Als Mensch sind Sie in der Natur grundsätzlich eine Frühgeburt. Das verwirrt Sie? Nun, das Merkmal, das uns wohl am meisten auszeichnet ist unser Gehirn. Es prägt unsere Gattung am meisten und hat uns dazu verholfen, die Weltherrschaft an uns zu reißen – mit allen positiven Aus-wirkungen für uns und den negativen für den Rest der Welt. Würden uns unsere Mütter austragen bis wir fertige kleine Menschlein sind, die nach wenigen Tagen oder Stunden bereits laufen oder zumindest krabbeln könnten, dann wäre unser Kopf zu diesem Zeitpunkt bereits so groß, dass unsere Mütter – und damit auch wir – ein ernsthaftes Problem hätten.

Ohne Kaiserschnitt und sonstige moderne medizinische Hilfe würden beide sterben, denn der Kopf würde schlicht nicht durch das Becken passen und steckenbleiben.

So zumindest lautete jahrelang die gängige medizinische Erklärung für unseren verfrühten Start ins Leben. Neuere Studien in den USA gehen dagegen davon aus, dass der weibliche Stoffwechsel für den Frühstart verantwortlich ist. Zum Ende der Schwangerschaft, so kommen die Kollegen Wissenschaftler zum Ergebnis, schafft es der Stoffwechsel gerade noch so, Mutter und Kind zu versorgen. Jeder zusätzliche Monat könnte daher nach Auffassung der Anthropologin Holly Dunsworth für Mutter und Kind zu einer lebensbedrohlichen Energiekrise führen. Um diese Situation zu vermeiden, kommen wir – anders als beispielsweise Säugetier-Kollegen Delfin, Pferd oder Elefant - ziemlich unfertig auf die Welt. Welche Begründung nun die richtige ist, bleibt im Grunde unwichtig. Außer den absoluten Basics unseres Betriebssystems wie dem Atem-, Schluck-, Saug- oder Schreitreflex müssen die meisten Dinge nach der Geburt noch auf unseren Supercomputer aufgespielt werden und das erfolgt in den ersten Lebensjahren in Form von „Lernen durch Nachahmen". Das ist eine wissenschaftliche Tatsache. Um in etwa den Fitnesslevel eines Affenbabys zu erreichen, müssten wir etwa 16 Monate im Mutterleib bleiben. Und egal wo die Gründe dafür liegen mögen, uns bleiben lediglich 9 Monate, bevor wir das Licht der Welt erblicken.

Unser ziemlich unfunktionales Bewegen ist also in weiten Teilen durch nachahmen erlernt. „Ziemlich dumm", werden Sie vielleicht denken „wer bringt uns nur diesen Schwachsinn bei? Und warum?" Natürlich sind es unsere engsten Bezugspersonen wie Vater, Mutter, die erweiterte Familie und Freunde. Nur warum? Vielleicht kann ich Sie etwas beruhigen, wenn ich Ihnen sage, dass niemand Sie vorsätzlich hinters Licht geführt hat, denn Ihre Eltern bewegen sich ja ebenfalls unfunktional und profitieren daher in keinster Weise von diesem vermeintlich makaberen „Scherz". Es hat vielfach mit den Lebensumständen zu tun, in denen wir uns bewegen. Ein Kind, das im Jahr 2013 irgendwo am Amazonas ohne Kontakt zur Zivilisation geboren wird, wird sich mit großer Wahrscheinlichkeit in seinem Leben deutlich funktionaler bewegen als Altersgenossen in unserer westlichen modernen Welt.

Viele „Errungenschaften" des modernen Lebens passen nicht zu unserem eher steinzeitlichen Körper. Auch wenn Sie sicher – und das hoffe ich sehr für Sie – nicht mehr aussehen wie der Neandertaler, sind Sie in vielerlei Hinsicht doch noch weit mehr an ein steinzeitliches Leben in der Savanne angepasst als Sie es vermuten. Ein ganz plakatives Beispiel ist das Thema „Zunehmen". Da Ihr Körper nicht weiß, ob Ihnen nicht vielleicht übermorgen eine große Dürre droht, legt er als Reserve an, was er nicht unmittelbar benötigt und im Überschuss bekommt. Wenn Sie das nicht kümmert, dann werden Sie dick, fett oder „adipös". Das ist im Grunde nichts Schlimmes, sondern ein reiner Überlebensmechanismus. Nur konnte die Natur nicht vorhersehen, dass es einmal (zumindest in unserer westlichen Welt) billiges Essen im Überfluss geben würde, das nicht einmal erjagt werden muss. Energiezufuhr ohne Energieverbrauch ist für uns alltäglich. Ein „angepasster moderner" Mensch könnte nur so viele Nährstoffe aufnehmen wie er gerade benötigt und würde den Rest sofort ausscheiden, denn auch morgen ist ja der Kühlschrank noch voll. Warum also die Burger auf den Hüften tragen und Bluthochdruck, Diabetes und eine Überbelastung der Gelenke in Kauf nehmen? Genauso verhält es sich im Grunde, wenn wir das Thema „Bewegen" näher betrachten.

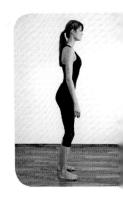

Der menschliche Körper ist eine Bewegungsmaschine. Wenn Sie sich einmal Kleinkinder anschauen, dann bekommen Sie einen schönen Einblick in Ihre eigenen Möglichkeiten. Diese Menschlein stehen, sitzen, laufen, krabbeln, klettern, hocken und rollen auf dem Boden herum. All das innerhalb weniger Minuten im Wechsel und scheinbar ohne dass ihnen die Puste ausgeht. Wenn Sie die Gelegenheit haben, dann machen Sie doch einfach einmal mit. Sie werden erschüttert sein, wie schnell sie nach Luft japsen und noch viel erschütterter darüber, welche Bewegungen Sie überhaupt nicht mehr mitmachen können.

Dabei machen Kinder viele funktionale Bewegungsmuster wie die Zick-Zack-Linie, die Sie in diesem Buch kennenlernen werden, oder den Ballengang, den ich in meinem Buch „Einfach Ballengang – natürliches Gehen" beschreibe, noch vollkommen automatisch. Das liegt daran, dass sie sich an einer Schwelle befinden; einer Schwelle zwischen den Bewegungen, die aufgrund der Struktur und der vorhandenen Kraft geradeso möglich sind und der Phase, in der genügend Ressourcen vorhanden sind, um auch noch die unfunktionalsten Bewegungsmuster zu erlernen.

„Form folgt Funktion und Funktion folgt Form" ist dabei ein Grundsatz, den Sie sich merken sollten. Übersetzt bedeutet das so viel wie: „So wie mein Körper aussieht (strukturell) so bewege ich mich auch und die Art wie ich mich bewege, formt meinen Körper". Ein ewiger Kreislauf, der normalerweise auch keinerlei Probleme bereitet. Der „Naturmensch" kommt mit einem funktionalen Körper zur Welt, bewegt sich funktional, was wiederum einen funktionalen Körper erzeugt und so weiter. Der „moderne" Mensch zwingt seine Füße in Schuhe, die nicht annähernd seiner Fuß-Form entsprechen, zwingt seinen Körper sich durch den Einsatz von Absätzen permanent an statische Verhältnisse anzupassen, für die er nicht ausgelegt ist (zur Erinnerung: Ihr Fuß hat keinen Absatz!), sitzt acht Stunden am Tag wie versteinert vor einem Kasten und hält dabei völlig verkrampft ein kleines Ding namens „Maus" fest. Doch nicht genug, denn wir setzen uns in angeblich ergonomische Stühle, die eher einem Liegestuhl ähneln und unsere Körperstruktur kollabieren lassen, fahren in ähnlichen Sitzen, bei denen die Knie zudem meist höher liegen als das Becken, stundenlang in unseren Autos und vermeiden es grundsätzlich, uns in irgendeiner Form im Alltag zu bewegen. All das formt unseren Körper und bringt die volle Bandbreite moderner Zivilisationskrankheiten mit sich, die uns seither plagen und der Schulmedizin volle Kassen und nicht endende Auftragseingänge bescheren. Wenn Sie allerdings jetzt glauben, Sie seien mit Sport auf der sicheren Seite, weil Sie sich ja „bewegen", dann dürfen Sie auf das folgende Kapitel gespannt sein.

Sport und funktionales Bewegen

Vielleicht ahnen Sie es ja bereits, Sport hat nach meiner Auffassung nichts mit funktionalem Bewegen zu tun. Natürlich wird Ihnen Sport ständig als gesund angepriesen und sogar die Krankenkassen (nur wenige Kassen nennen sich übrigens neuerdings neumodisch „Gesundheitskassen") fördern sportliche Aktivitäten. Wie komme ich also zu so einer seltsamen Aussage? Der Fehler liegt in der Auffassung, dass „Bewegung" mit „Sport" gleichgesetzt wird. Das ist aber nur bedingt sinnvoll. Denn ist Sport immer auch funktionales Bewegen? Ist „Bewegen" in welcher Form auch immer grundsätzlich gesund?

Ich möchte meine Ausführungen zu diesem Thema mit einem extrem makaberen Beispiel beginnen und ich hoffe, Sie verzeihen mir, wenn ich wirklich sehr drastisch bin. Stellen Sie sich vor, Sie nehmen eine Säge. Mit dieser Säge sägen Sie sich nun das Bein ab. Das ist völlig gesund. Denn Sie bewegen sich, kräftigen Ihre Arm und Schultermuskulatur und regen gleichzeitig Ihr Herz-Kreislaufsystem an. Es ist sogar gut für die Figur, denn Sie verbrennen Kalorien. Toll oder? Auf der Waage werden Sie den positiven Effekt in jedem Fall sehen. Vielleicht wird „Beinabsägen" ja sogar olympisch, obwohl Sie in der Anzahl der Wettbewerbe an denen Sie teilnehmen können natürlich arg limitiert sind bei lediglich zwei Beinen. Aber vielleicht lässt sich die Schulmedizin da noch etwas einfallen. Ein wirklich seltsames Beispiel, ich weiß und vielleicht können Sie sich die ungläubigen Blicke einiger meiner Klienten vorstellen, an denen ich die Reaktion auf diese Geschichte „getestet" habe. „Sowas kannst du doch nicht schreiben!" war keine seltene Meinung. Und tatsächlich habe ich diese Passage mehrfach umgeschrieben, gelöscht und weggelassen. Aber sie trifft es leider nur zu gut. Denn wenn Sie einmal die gesundheitlichen Nebenwirkungen von „Sportarten" wie Buckelpistenfahren, Handball oder Fußball heranziehen und sich nicht vom blutigen Beispiel der Säge abschrecken lassen, dann werden Sie erkennen, dass „Sport" durchaus extrem negative Nebenwirkungen haben kann und hat. Diese Probleme sind hinlänglich bekannt, werden

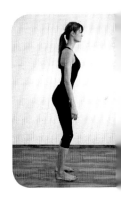

aber nach dem Motto „Es trifft immer die anderen" allzu gerne beiseite gelegt. Das Medikament „Sport" hat einen recht langen Beipackzettel und häufig überwiegen die Nebenwirkungen mittel- bis langfristig. Der Spruch „Sport ist Mord" scheint einen tieferen Hintergrund zu haben als das Jammern bewegungsfauler Sportmuffel.

Worauf will ich hinaus? Nicht alles, was Sie unter „Bewegen" einordnen können und bei dem Muskeln arbeiten, ist zwangsweise sinnvoll und trägt zu Ihrer Gesundheit bei. Für Verletzungen, die entstehen können, gibt es sogar einen eigenen Begriff „Sportverletzungen", als wären diese in irgendeiner Form anders als andere Verletzungen. Sport scheint darüber hinaus so gesund zu sein, dass es sogar extra „Sportmediziner" dafür gibt. Welche Ironie. Nach einem kurzen Blick auf die Ursprünge des Sports werden Sie etwas klarer sehen.

Glaubt man dem niederländischen Kulturhistoriker Johan Huizinga und den Ausführungen in seinem Buch „Homo ludens", dann ging es beim Sport zuallererst immer nur um eines: Um Wettstreit! Sport entwickelte sich dabei wahrscheinlich aus kultischen Ritualen. Nehmen wir zwei Dörfer, die an den Phantasiegott „Magg" glauben. Magg sorgt für reiche Ernten und auch sonst für alles, was man so braucht. Derjenige dem Magg gewogen ist, der ist auf der Sonnenseite des Lebens. Alljährlich veranstalten die beiden Dörfer zu Ehren von Magg einen Wettstreit. Dabei wird die Statue von Magg auf einem Berggipfel platziert. In einem Wettrennen zur Statue erweisen die jungen Männer dem Gott die Ehre und der Gewinner darf sie für ein Jahr mit in sein Dorf nehmen, dem der Gott dann für ein Jahr besonders gewogen ist. So oder so ähnlich werden sich zahllose Rituale und Bräuche in der ganzen Welt abgespielt haben. Natürlich trainieren die jungen Männer lange im Vorfeld für diesen Tag, denn dem Gewinner winkt Ruhm und Ehre. Es geht einzig um den Sieg, dafür ist man bereit sich aufzuopfern. Um was es hier nicht geht, ist die Gesundheit.

Als etwas moderneres Beispiel könnten wir die alten Olympischen Spiele aufführen. Auch hier geht es um Wettstreit. Einfach gesagt, nahm man sich für die Zeit der Spiele eine Auszeit vom Schlachtfeld mit seinem blutigen Getümmel. Bei den Spielen ging es aber gleichermaßen um Sieg oder Niederlage. Manche Sportarten hatten dabei sogar noch eine deutlich kämpferische Aussage. So ließ sich im Speerwurf oder Ringen natürlich auf die kriegerische Stärke eines Stadtstaats schließen. Und wer legt sich schon gerne mit dem „Stärksten" an? Neben dem Lorbeerkranz stand also auch hier wieder viel Ehre und Ruhm auf dem Spiel. Gesundheit? Fehlanzeige. Natürlich hielten sich die Athleten fit für den Wettkampf, aber es gewann der, der am schnellsten im Ziel war oder am weitesten werfen konnte. Der, der in seinem Tempo und ohne Überlastung die Strecke gesund und ohne Folgeschäden bewältigte, ging meist leer aus. Das Spielchen ließe sich nun unendlich bis zu den hochfrisierten und vollgedopten Sportlern der Moderne fortführen. Spannend ist aber darüber hinaus die Frage nach der sportlichen Bewegung selbst. Wo kommt denn diese eigentlich her?

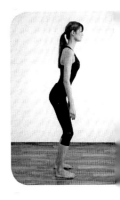

Beim Speerwerfen können wir beispielsweise einen recht eindeutigen Bezug zu einer militärischen oder vielleicht noch für die Jagd bedeutenden Bewegung erkennen. Ein Sport? Sogar ein olympischer! Und wie ist es mit der Gesundheit? Nun, sofern Sie nicht abwechselnd mit beiden Händen werfen, ist Speerwerfen an sich für den Körper ein sehr einseitiger Sport, der eine Körperseite deutlich mehr belastet als die andere und eine Rotationsachse gegenüber der anderen bevorzugt. Gleiches gilt natürlich für etwas gängigere Aktivitäten wie Tennis oder Golf. Der ach so gesunde Sport an sich führt in diesem Fall sogar zu muskulären Dysbalancen, Fehlhaltungen und Überlastungserscheinungen. Die Begriffe „Tennis-Arm" und „Golfer-Ellenbogen" sind so weit verbreitet, dass sie sogar der medizinische Laie kennt. Kann man also Bewegungen im Sport nur weil man sich bewegt, Muskeln aktiviert, Herzkreislauf-System anregt und Kalorien verbrennt als gesund bezeichnen? Lassen Sie uns einmal unseren eigenen Sport kreieren.

Wie wäre es, wenn Sie und ich einen eigenen Sport erfinden? Wir machen einen Handstand und werfen uns dabei auf ausgeklügelte Art und Weise einen Ball zu, den es zu fangen gilt. Natürlich gibt es ein Spielfeld, das klar vorgibt in welchem Raum der Ball geworfen und gefangen werden muss. Solange nur wir beide diesen Sport betreiben, ist es wahrscheinlich Blödsinn. Bekommen wir jedoch eine kleine Gruppe zusammen, die uns nacheifert, dann haben wir schnell einen Trendsport. So ein Trendsport lässt sich gut vermarkten und nach etlichen Messeauftritten und Medienberichten geht eine breite Masse unserem Sport nach. Ein Breitensport ist geboren. Wenn wir jetzt noch für die nächsten Jahre eifrig Lobbyarbeit betreiben, dann haben wir sogar eine gute Chance, dass unser Nonsens-Sport olympisch wird und bei genügend großem Interesse fest in den Kalender der Spiele übernommen wird. Aber wird dadurch das was wir tun in irgendeiner Form funktionaler oder sinnvoller? Wohl kaum.

Natürlich können Sie Bewegungen im Sport möglichst funktional ausführen. Da wo Sie dadurch nicht gegen die Regeln oder die Form verstoßen, würden Sie sich sicher gesünder bewegen als Ihre Sportskameraden. Aber gesund oder funktional per se wird die Art wie Sie sich bewegen dadurch nicht.

Krafttraining und funktionales Bewegen

Nun, wenn Sport schon ein schwieriges Thema ist, dann ist es „Krafttraining" noch viel mehr. Millionen von Menschen rennen weltweit in unzählige „Muckibuden", um Ihre Körper zu stählen. Oft höre ich das Argument: „Ja, die Profisportler machen das auch!". Wie Sie ja bereits im vorherigen Kapitel gelernt haben, geht es dem Profisportler bei dem was er macht vor allem um Leistungssteigerung und nicht um Gesundheit. Und wenn alles was diese „Profis" machen gut ist, dann sollten Sie sich in jedem Fall Steroide und ein „Blut-Doping" mit Epo genehmigen. Aber Sie liegen richtig, wenn Sie vermuten, dass niemand dieser Berufssportler Schrumpfhoden, Impotenz, Leberschäden oder all die anderen lustigen Nebeneffekte der unzähligen Mittelchen für gesund hält und es hier einzig und allein um Leistung geht, die mit Geld und Promistatus aufgewogen wird. Ruhm und Ehre wie im alten Athen.

Krafttraining ist abseits dieses Leistungsgedankens ein ziemlich seltsames Unterfangen. Grundsätzlich trainieren Sie jeden Muskel in Ihrem Körper, wenn Sie sich vielseitig bewegen. Steigen die Anforderungen, dann passt der Körper sich an und baut mehr Muskelmasse auf. Fehlen die entsprechenden Reize, dann baut er sie wieder ab. Das Gleiche macht Ihr Körper übrigens permanent mit Ihren Knochen, so dass die Knochendichte je nach Belastung schwankt. Nach einiger Zeit auf einer Raumstation werden Sie Knochendichte und Muskelmasse verlieren, da sie in der Schwerelosigkeit nicht im gleichen Maß wie auf der Erde benötigt wird. Nach Ihrer Rückkehr und kurzer Zeit auf dem blauen Planeten wird Ihr Körper sie wieder aufgebaut haben. Der Körper ist ein Sparfuchs. Sie erinnern sich: Man weiß nie wann die nächste Dürre kommt, also bloß keine Energie verschwenden. Und Muskelaufbau und das Unterhalten von Muskelmasse kostet nicht gerade wenig Energie. Daher verfährt der Körper nach dem Motto „Was ich nicht brauche, kommt weg". Wie gesagt, wenn Sie sich vielseitig funktional bewegen, dann bildet Ihr Körper genau die Struktur dafür aus. Form folgt Funktion und Funktion folgt Form. Das kennen Sie ja bereits.

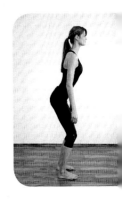

Ganz platt gesagt, trainieren Sie beim Krafttraining zunächst einmal Muskeln, die Sie in dieser Form offensichtlich im Alltag gar nicht brauchen. Würden Sie sie brauchen, dann hätten Sie sie bereits oder sie würden sich durch die entsprechende Tätigkeit von selbst aufbauen. Darüber hinaus bewegen Sie sich beim Gerätetraining ziemlich einseitig und trainieren in den meisten Fällen mehr oder weniger rein auf Optik. Bitte bedenken Sie: Mit den Muskeln und neuronalen Verschaltungen, die sie trainieren, können Sie auch nur die Bewegung, die Sie trainieren. Sie können exakt dieselben Muskeln trainieren wie ein Golfspieler sie in seinem Sport nutzt, dadurch können Sie aber noch lange nicht Golf spielen. Sie können jeden Muskel, den Sie auch bei einem Klimmzug benötigen einzeln trainieren. Davon machen Sie aber wahrscheinlich keinen einzigen Klimmzug mehr als bisher. Vielleicht sogar weniger, denn mit Muskeln nehmen Sie ja auch an Gewicht zu.

Meinen Klienten veranschauliche ich es immer an folgendem Beispiel. Nehmen Sie einen Bahnradfahrer und einen Bodybuilder, die exakt den gleichen Beinumfang haben wie ein 100 Meter-Sprinter. Auch wenn die Muskelmasse fast gleich ist, wird keiner der beiden Experten Land gegen den Sprinter sehen. Die Idee einen Muskel zu trainieren und ihn dann universell einzusetzen ist also Blödsinn. Sie müssen schon die Bewegung trainieren, um die Bewegung zu verbessern. Isoliertes Geräte und Krafttraining sind somit aus funktionaler Sicht unnötig und können höchstens ergänzende Effekte haben. Ebenso aus Sicht der Effizienz, denn Sie verplempern ständig Energie, um diese Muskelmasse überhaupt aufrecht zu erhalten. Schon ein Urlaub ohne Fitnessstudio und Ihr Körper belehrt Sie eines Besseren und baut den Unfug wieder ab. Vielleicht kennen Sie das ja aus eigener Erfahrung.

Funktionales Bewegen – Die Quintessenz

Jetzt fragen Sie sich sicher, worauf ich hier eigentlich hinaus will. Kein Bewegen mehr? Kein Sport? Ein Leben als Couch-Potato? Nein, mit Sicherheit nicht. Der Mensch muss sich bewegen. Aus sehr vielen Gründen. Ein ganz banaler Grund, der dem Laien nicht bewusst ist, ist zum Beispiel, dass die Lymphe, die zwischen den bindegewebigen Muskelhäuten („Faszien" - doch dazu später mehr) fließt und unter anderem Schlackestoffe aus den Zellen abtransportieren soll, auf die Bewegung der Muskeln angewiesen ist. Wo sich nichts bewegt, da fließt auch nichts. Ein Problem, mit dem viele Menschen zu kämpfen haben, deren Faszien durch falsches oder zu wenig Bewegen miteinander verkleben (auch dazu später mehr). Nicht zu vergessen sei an dieser Stelle natürlich auch die sogenannte Venenpumpe, die durch Kontraktion der Unterschenkelmuskulatur dafür sorgt, dass Blut aus Ihren Beinen gegen die Schwerkraft wieder zum Herzen gepumpt wird. Ohne Bewegen keine „Pumpe". Einige Kollegen behaupten sogar mit einem leichten Schmunzeln, dass letztendlich unser gesamtes Muskelsystem diesem einen Zweck dient. Bewegen ist also wichtig. Auch, weil nicht genutzte Muskeln im Extremfall „atrophieren". Zu Deutsch heißt das, sie verkümmern. Da ein Verkümmern meist auch mit einem Verkürzen einhergeht, hat dies Aus-wirkungen auf das strukturelle Gleichgewicht des gesamten Körpers. Ohne Bewegen geht es schlicht und einfach nicht.

Die interessante Frage ist aber „Wie" Sie sich bewegen sollten. Die oben vorgestellten Modelle – Sport und Gerätetraining – beschäftigen sich im Wesentlichen mit Problemen, indem Sie versuchen mehr Kraft aufzubau-en. Schaffe ich etwas nicht, dann brauche ich halt mehr Kraft, die es durch irgendwelche Methoden zu trainieren gilt. Doch ist das der richtige Weg?

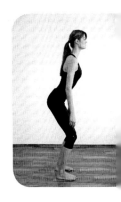

Wenn Sie einen Blick in Ihre Kindheit werfen, dann haben Sie zu diesem Zeitpunkt bereits viele Dinge richtig gemacht, die Sie heute falsch machen. Sie hatten einen so entspannten Körper, dass Sie selbst Stürze, bei denen Sie sich heute sämtliche Knochen brechen würden, ohne nennenswerte Blessuren überstanden haben. Sie konnten kerzengerade sitzen und stehen, ohne dass es für Sie anstrengend war. Außerdem waren die Zick-Zack-Linie und der Ballengang für Sie zwei vollkommen alltägliche Bewegungsmuster. Gleichzeitig konnten Sie – im Vergleich zu Ihrer Körpergröße – ziemlich große Kräfte aufbringen. Haben Sie schon einmal gesehen, wie ein dreijähriges Kind sein nur wenig jüngeres Geschwisterchen hochhebt? Für Erwachsene ein Kraftakt, bei dem Sie wahrscheinlich bereits bei dem bloßen Gedanken einen Hexenschuss fürchten. Oder haben Sie einmal Kleinkinder beobachtet, die mühelos mit Spielzeug hantieren, das Ihnen in einer entsprechenden Größen-relation die Schweißperlen auf die Stirn treiben würde? Wenn Sie so etwas unbewusst beobachtet haben, dann fragen Sie sich jetzt sicher, wie das möglich ist. Schließlich haben Kinder doch weniger Muskeln als Erwachsene. (Um einem gängigen Fehler der Sprache vorzubeugen, muss hier natürlich ergänzt werden, dass Kinder genau so viele Muskeln haben, wie Erwachsene. Sie sind nur weniger ausgeprägt. Es gibt keinen Muskel, der Ihnen erst im Erwachsenenalter wächst.)

Kinder bewegen sich in vielerlei Hinsicht anders als Sie es als Erwachsener tun. Ein kleines Beispiel: Was tun Sie, wenn Ihnen eine Bewegung, die Sie vollführen wollen nicht gelingt? Sie strengen sich etwas mehr an und probieren es erneut. Merkt ein Kind, dass es eine Bewegung nicht kann, beginnt es schnell, die Bewegung zu modifizieren. Es macht die Bewegung anders. Während unser Erwachsenenmuster dazu führt eine Bewegung suboptimal auszuführen und dazu mehr Kraft zu verbrauchen, nähern sich Kinder einem optimalen und funktionalen Bewegungsmuster an. Deshalb sieht man so viele funktionale und freie Bewegungsmuster bei Kindern. Leider verfügen wir ab einem gewissen Alter über so viele Kraftreserven, dass wir uns ein suboptimales Bewegen „leisten" können. Bekommen wir dann von unserem Umfeld gesagt, wie wir vermeintlich zu lernen haben, dann führt das zu allerlei unfunktionalen Bewegungsmustern. „Streng dich mehr an!" Das haben Sie sicher schon des Öfteren gehört. Wie sieht es denn mit: „Mach es doch einfach mal anders!" aus? Statt uns effizient zu bewegen und immer weniger Kraft zu benötigen, verschwenden wir Energie und bewegen unseren Körper oft falsch. Lustiger Weise sind wir sogar stolz drauf, dass wir uns so falsch bewegen, dass wir sogar zusätzliche Kraft an Geräten durch Training „erzeugen" müssen, um dann als sportlich und gesund zu gelten.

Begleiten Sie mich auf einen kurzen Ausflug in die Welt der Kampfkünste. Wie häufig bekommen wir das Bild des alten Meisters präsentiert, der trotz hohen Alters und hagerer Statur dem muskelbepackten Jüngling zeigt, wo es langgeht? Wahrscheinlich halten Sie das für ganz selbstverständlich, denn hier handelt es sich ja um einen Meister. Nichts ist sonderbar oder falsch für Sie an diesem Bild. Gleichzeitig halten wir es für absolut normal, dass Menschen mit zunehmendem Alter – und für viele geht es bereits mit Mitte 30 los – sich immer schlechter bewegen. Während in der Kampfkunst der 70 jährige Meister dem Jüngling haushoch überlegen ist, hat der Jüngling im Alltag nur mitleidige Blicke für den 70 jährigen „Normalo" übrig, dem man bereits beim Überqueren der Straße helfen muss. Woran liegt das? Nun wahrscheinlich vermuten Sie jetzt geheime Chi-Energie oder noch geheimere Kampfkunst-Techniken hinter dem ganzen Zauber. Doch lassen Sie sich von mir nach über 27 Jahren Kampfkunst sagen, dass es damit absolut nichts zu tun hat.

Tatsächlich liegt es einfach daran, dass der Meister Jahrzehnte damit verbringt, gewisse Bewegungsmuster zu optimieren und zu verbessern. Das bedeutet auch, sie mit immer weniger äußerer Kraft auszuführen und stattdessen aus dem Körper heraus zu arbeiten. Damit ist er dem Jüngling überlegen, der diese Perfektion noch nicht erreicht hat. Inter-essanterweise können Sie aber auch bei vielen alten Meistern folgendes Phänomen beobachten. Solange sie sich im Muster ihrer Kunst bewe-gen, sind die Bewegungen flüssig, oft grazil und für unser Verständnis für solch hohes Alter fast an ein Wunder grenzend. Außerhalb der Kampf-kunst, bei ganz normalen Alltagsbewegungen, bewegt sich der Meister dann aber wie jeder gewöhnliche alte Mann. Wie kann das sein?

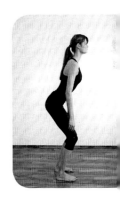

Nun, er hat seine Kampfkunst perfektioniert. Treppensteigen, Schuhe zubinden oder Spazierengehen sind aber nun mal kein Teil der Kampf-kunst und er hat diesen Bewegungsmustern eben so wenig Beachtung geschenkt, wie Sie es tun.

Kommen wir auf die Ausgangsfrage zurück. Natürlich können und sollen Sie sich bewegen. Je vielfältiger, desto besser. Es sollte Ihnen aber dabei darum gehen, Ihr Bewegen zu optimieren, indem es Ihnen gelingt immer weniger und weniger Kraft aufwenden zu müssen. Gleichzeitig sollten Sie Ihren Körper vielfältigen Reizen aussetzen. Dadurch bleibt er flexibel, denn dann gibt es kein festes Muster auf das er sich einschießen kann. Vielfältiges Bewegen ist darüber hinaus auch gut für Ihr Gehirn, denn es muss sich ständig auf neue Situationen einstellen. Das gilt besonders für dreidimen-sionale Bewegungen an denen der gesamte Körper beteiligt ist. Wenn Sie sich bewegen, sollten Sie einige wichtige Grundlagen beachten. Doch zuvor werde ich Sie von dem Irrglauben befreien, dass Sie sich alleine mit Hilfe Ihrer Muskeln bewegen. Eine weit wichtige Rolle spielen Ihre Faszien.

Die wunderbare Welt der Faszien

Ihnen ist sicher nicht entgangen, dass ich in diesem Buch häufiger den Begriff „Faszien" benutze. Damit Sie wissen, wovon ich überhaupt rede, werde ich Ihnen hier eine kleine – natürlich nicht erschöpfende – Einleitung zu diesem Thema geben, die auf überflüssiges Fachchinesisch verzichtet. Dieses Wissen ist nicht essenziell für das Verstehen und Umsetzen der Zick-Zack-Linie, hilft Ihnen aber dabei, das Gesamtkonzept noch besser zu durchdringen.

Faszien sind räumlich trennende und formgebende Strukturen. Diese Strukturen kommen natürlich nicht nur beim Menschen vor. Sie sind im Bauplan der Natur allgegenwärtig. Sofern Sie Fleisch essen, sind Ihnen sicher bereits die milchig-weißen Häute aufgefallen, die das rohe Steak oder die Hühnerbrust umhüllen. Ähnliche trennende und umhüllende Häute finden wir auch in der Pflanzenwelt. Betrachten Sie zum Beispiel eine frisch aufgeschnittene Orange. Die räumlich trennenden und formgebenden Strukturen, die das Fruchtfleisch umhüllen, kann man sehr gut erkennen. Der Körpertherapeut Tom Meyers vergleicht in seinem Buch „Anatomy Trains" den strukturellen Aufbau eines Oberschenkels im Querschnitt mit dem einer Zitrusfrucht. Die konzeptionellen Übereinstimmungen sind dabei verblüffend. Faszien bilden Hüllen, die wiederum von Hüllen umgeben sind, die erneut von größeren Bindegewebsstrukturen umhüllt sind.

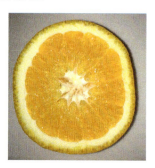 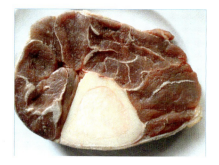

Medizinisch gesehen, gehören die menschlichen Faszien zu den Bindegeweben. Natürlich kennt auch die Schulmedizin den Begriff „Faszie", fasst ihn traditionell aber doch sehr viel enger als er heute in modernen ganzheitlichen Heilmethoden verwendet wird. In den meisten Fällen versteht man unter dem Begriff derbe, kaum dehnbare Häute. Diese faszialen Bindegewebe umhüllen jedoch im menschlichen Körper ausnahmslos jeden einzelnen Muskel, jeden Knochen, jedes Organ, selbst die Nerven. Faszien können hauchdünn oder mehrere Millimeter stark sein. Sie bilden im Körper ein Geflecht, bei dem es keinen Anfang und kein Ende gibt. Faszien überlagern sich oder gehen nahtlos ineinander über. Einen faszinierenden Einblick in diese Welt gibt der Film „Strolling under the Skin" von Dr. Jean Claude Guimberteau, der als einer der ersten das Wirken der Faszien im Körper am lebenden Objekt gezeigt hat.

Man bezeichnet dieses Gewebe auch als das „strukturgebende Organ" des Körpers, denn es formt unseren Körper und ist maßgeblich für unser Erscheinungsbild und unsere Körperstruktur verantwortlich. Faszien formen unseren Körper aber nicht nur sie halten ihn zusätzlich durch Dehnspannung aufrecht. Stellen Sie sich einfach ein Gummiband vor, das leicht gespannt ist und die „festen" Strukturen (Knochen) an ihrem Platz hält. Dieses Konzept, dass Richard Buckminster Fuller in der Architektur bekannt gemacht hat, nennt sich „Tensegrity". Entfernten Sie alle Organe, Knochen, Muskeln und Nerven aus einem menschlichen Körper, sähen Sie eine milchig-weiße Hülle mit vielen Einbuchtungen und Gängen. Das Faszinennetz durchzieht und umhüllt alles. Diese Faszien übertragen darüber hinaus Spannungen im Körper und sind bei mangelnder Elastizität verantwortlich für Bewegungseinschränkungen und auch Stauchungen im Körper.

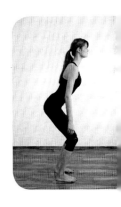

Doch Faszien haben noch weitere Aufgaben im Körper. Sie sorgen beispielsweise auch dafür, dass die Lymphe zwischen ihnen abgeleitet wird. Diese weißliche Flüssigkeit bringt wichtige Nährstoffe zu den Zellen und transportiert Abbauprodukte ab. Jede Muskelbewegung ist natürlich gleichzeitig eine Faszienbewegung, die den Fluss der Lymphe unterstützt. Ein zu hoher Muskeltonus – also eine hohe Grundspannung in der Muskulatur – kann jedoch dazu führen, dass es zu einem Stau der

Lymphe kommt und die Faszien miteinander verkleben. Den von Prof. Dr. med. Kurt Paulini (Universität Ulm und Mainz) beschriebenen Prozess nennt man „Fibringerinnung". Für uns bedeutet das: Verkleben Faszien an bestimmten Stellen im Körper miteinander, können die Muskeln dort nicht mehr mühelos aneinander vorbei gleiten. Wir fühlen uns in bestimmten Körperteilen verspannt oder so, als würde uns dort etwas festhalten. Zusätzlich können sich an diesen Stellen die Abbauprodukte sammeln und mitunter Entzündungsprozesse hervorrufen.

Der amerikanische Körpertherapeuth Gil Hedley führt in seinem Video „The Fuzz Speach" einen weiteren interessanten Aspekt ins Feld. Ein leichtes Verkleben oder „Anpappen" der Faszien kann demnach bereits über Nacht im Schlafe erfolgen. Das ist im Grunde ganz natürlich und bereitet keinerlei Probleme, denn sobald Sie Ihren Körper bewegen, sorgt die Muskelaktivität dafür, dass diese leichten Verklebungen wieder gelöst werden. Lymphe strömt in die Zwischenräume und die Faszien gleiten wieder wie geschmiert aufeinander. Allerdings gibt es hier in der Realität ein echtes Problem. Tatsächlich werden Sie – anders als Kleinkinder oder Tiere, die sich morgens ausgiebig recken und strecken – maximal einen sehr eingeschränkten Bewegungsradius aktivieren. Vielleicht reißen Sie kurz die Arme hoch, um sich zu strecken, aber wie sieht es mit Ihren Beinen, Becken oder sonstigen Bereichen aus? Wahrscheinlich ziemlich mau. So kommt es, dass die von Hedley und Paulini beschriebenen Effekte bei den meisten Zivilisationsmenschen nicht durch ein natürliches Bewegen neutralisiert werden. Oft setzt sich das Verkleben und Verfilzen der Faszien kontinuierlich fort und die Beweglichkeit nimmt ab. Sie nennen das wahrscheinlich „altern", auch wenn dieser Effekt in Wahrheit wenig mit Ihrem biologischen Alter zu tun hat und sich durch manuelle Arbeit an den Faszien sogar umkehren lässt.

Die Faszien sind darüber hinaus mit zahlreichen Nervenendungen durchsetzt, die auf unser vegetatives Nervensystem wirken. Man kann sie daher auch als Außenposten unseres autonomen Nervensystems bezeichnen. Dieser Bereich des Nervensystems ist für die lebenswichtigen Körperfunktionen zuständig, über die wir weitestgehend keine bewusste Kontrolle haben. Zu diesen selbstständigen Körperfunktionen gehören die Atmung, der Herzschlag oder die Verdauung. Interessanterweise wird auch die Faszienspannung vom autonomen Nervensystem beeinflusst. Innere Gelassenheit senkt die Spannung, während Stress die Grundspannung in den Faszien ansteigen lässt. Wissenschaftliche Untersuchungen haben gezeigt, dass Faszien sich zusammenziehen, wenn sie dem Stresshormon Cortisol ausgesetzt sind. Dieser Weg ist keine Einbahnstraße: Stehen unsere Faszien unter Spannung, fühlen wir uns gestresst und finden keine innere Ruhe. Haben wir nicht gelernt, auf Ebene der Faszien loszulassen und zu entspannen, wird der erhöhte Spannungszustand zu unserem Selbst. Am Ende steht oft ein erst 30-jähriger, unbeweglicher, grobmotorischer Mensch, der sich schon bei normalen Bewegungen verletzen kann. Eine heftige oder ungewohnte Bewegung reicht bei ihm aus, um Muskeln zu zerren, zu reißen oder Strukturen zu stauchen. Der hohe Tonus belastet zudem das Nervensystem und erzeugt selbst wiederum Stress.

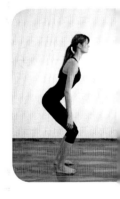

Eine überragende Rolle spielen Faszien auch bei der Kraftübertragung. Sie erzeugen durch Dehnspannung Kräfte und leiten diese im Körper weiter. Muskeln verstärken diese Kräfte. Dabei gilt die Regel: Je elastischer die Faszien im Körper, desto mehr Kraft kann erzeugt und übertragen werden. Isoliertes Muskeltraining, das die Faszien unberücksichtigt lässt, führt eher zum gegenteiligen Effekt. Durch ein Verkleben und Verhärten der Faszien wird die Kraftübertragung in einem stärkeren Maße gehemmt als es durch Muskelaufbau zu einem Zuwachs kommt.

Last but not least haben die Faszien eine erstaunliche Funktion bei Ihrer Körperwahrnehmung. Wenn Sie Ihre Augen schließen und Ihren Arm heben, dann haben Sie ein recht gutes Gefühl dafür, wo sich Ihr Arm befindet. Sie brauchen Ihren Arm nicht zu sehen, Sie spüren ihn. Genauso spüren Sie automatisch Ihre Beine, wenn Sie sie aufsetzen. Das Feedback über die Position Ihrer Gliedmaßen im Raum erhalten Sie über Ihr Fasziennetz, dass Informationen in Schallgeschwindigkeit durch den

Körper schickt. Ohne dieses faszinierende „Organ" wäre koordiniertes Bewegen für uns kaum möglich.

Mehr brauchen Sie fürs erste über Faszien nicht zu wissen. Tatsächlich wissen Sie wahrscheinlich jetzt schon mehr als Ihr Hausarzt und Ihr Orthopäde zusammen. Natürlich besteht die Möglichkeit, in dieses Gebiet tiefer und fachlicher einzusteigen. Das würde allerdings diesen Rahmen sprengen und ich verweise gerne auf die verfügbare (leider oft sehr medizinische) Fachliteratur, die fähige Kollegen veröffentlicht haben. Wie Sie im anschließenden Kapitel erfahren werden, ist das Einbeziehen der Schwerkraft und der Faszien ein wesentlicher Bestandteil funktionalen Bewegens und damit natürlich auch der Zick-Zack-Linie. Schauen wir uns also an, mit welchen Bewegungsprinzipien und Kräften Sie es beim funktionalen Bewegen zu tun haben.

Die drei Bewegungsprinzipien und drei Kräfte funktionaler Bewegung

An dieser Stelle möchte ich im Wesentlichen das Modell von Dr. Flury wiedergeben mit dem er die Prinzipien funktionalen Bewegens und die Kräfte, die dabei wirken, beschreibt. Lassen Sie uns mit den Bewegungsprinzipien beginnen.

Bewegungsprinzip 1: Bewegung durch Entspannung

Es ist mehr oder weniger Allgemeinwissen, dass Muskelanspannung oder Kontraktion, wie der Fachmann sagt, Bewegung erzeugt. Diesem Konzept folgen Sport und Krafttraining, die in Ihren Auswirkungen und Besonderheiten bereits zuvor beschrieben wurden. Tatsächlich handelt es sich hierbei aber nur um die halbe Wahrheit. Es ist eine Wahrheit, die unsere westliche Gesellschaft maßgeblich prägt und nicht zuletzt bei Menschen Überlastungssymptome erzeugt, die heute unter anderem neumodisch mit dem Begriff „Burnout" bezeichnet werden. Wenn Sie vorankommen wollen, müssen Sie sich mehr anstrengen und mehr Energie ins System geben. „Von nichts kommt nichts" ist ein Sprichwort. Doch das ist in Wirklichkeit eben nur eine Seite der Münze. Stellen Sie sich zwei Stiere vor. Kräftige und muskelbepackte Tiere. Die beiden stehen Kopf an Kopf zu einem Kraftvergleich und drücken mit ihrem vollen Körpergewicht und ihrer vollen Muskelkraft gegen den Kontrahenten. Nun lassen Sie einmal ein wenig Ihre Fantasie spielen. Stellen Sie sich vor, wir haben die beiden Tiere geklont. Es handelt sich also um zwei Ausgaben des Stiers, die sich bis auf die kleinste Zelle gleichen. Natürlich ist das nicht realistisch aber lassen Sie uns, um das Beispiel zu konstruieren, es noch ein wenig weiter auf die Spitze treiben, denn die beiden Stiere sind auch noch absolut gleich stark. Solange die beiden Tiere gleichzeitig mit voller Kraft gegeneinander drücken, sieht es von außen aus, als würde sich überhaupt nichts bewegen. Wir haben ein Gleichgewicht der Kräfte. Erst wenn sich dieses Gleichgewicht verändert, entsteht Bewegung.

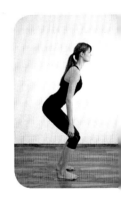

Bleiben wir bei dem oben beschriebenen Modell, dann müssten wir einen Stier noch stärker machen. Mehr Kraft und mehr Muskelkontraktion erzeugt ein Ungleichgewicht und damit Bewegung. Aber auch eine andere Möglichkeit kann den gleichen Effekt erzeugen. Denn auch wenn einer unsere beiden gleichstarken Stiere früher ermüden sollte und damit weniger Kraft aufbringt, entsteht Bewegung. Damit Ihnen wirklich klar wird, um was es hier geht, lassen Sie mich den gleichen Sachverhalt noch einmal etwas technischer darstellen.

Zwei exakt baugleiche Automobile stehen Stoßstange an Stoßstange. Beide Fahrer drücken auf das Gaspedal bis sie mit exakt der gleichen Kraft gegeneinander schieben. Sagen wir, die Kraft wäre so groß, dass jedes Auto ohne entsprechendes Hindernis 100 km/h fahren würde. Natürlich neutralisieren sich die Kräfte und die Autos bewegen sich nicht, auch wenn die Reifen sicher durchdrehen würden. Wenn Sie nun eine Bewegung in eine Richtung erzeugen möchten, die 10 Km/h schnell ist, dann haben Sie zwei Möglichkeiten. Nach dem weitverbreiteten Modell lassen Sie einen der Wagen (Wagen 1) einfach aufs Gas drücken und erhöhen die Kraft soweit, bis er Wagen 2 mit einer Geschwindigkeit von 10 km/h nach hinten schiebt. Weil die eine Kraft größer ist als die andere entsteht Bewegung. Wagen 2 wird weggeschoben. Genau die gleiche Bewegung lässt sich aber auch erzeugen, wenn Wagen 2 seine Kraft soweit drosselt, dass die besagte Bewegung mit 10 km/h entsteht. Auch dann ist die Kraft von Wagen 1 größer und es entsteht dieselbe Bewegung. Der Unterschied liegt darin, dass einmal Energie zugeführt werden muss und einmal insgesamt weniger Energie benötigt wird, um das gleiche Resultat zu erzeugen. Natürlich ist dieses Modell ziemlich konstruiert und mein alter Physiklehrer dreht sich sicher gerade im Grabe um, es lässt sich aber herrlich auf Ihren Körper übertragen.

Auch wenn Sie meinen vollkommen entspannt zu sein, haben Ihre Muskeln einen gewissen Tonus. Es gibt eine Grundspannung. Zusätzlich gibt es für jeden Spieler einen Gegenspieler. Natürlich wissen Sie, dass Ihr Bizeps (Musculus biceps brachii) Ihren Arm beugt und Ihr Trizeps (Musculus triceps brachii) ihn wieder streckt. Fachkollegen wissen, dass das sicherlich eine sehr vereinfachte Darstellung ist, da bei komplexeren Bewegungen zusätzlich weitere Muskeln beteiligt sind und auch die Rolle der Faszien unberücksichtigt bleibt. Um Ihnen das Grundkonzept zu erklären, reicht dieses einfache Modell allerdings vollkommen. Sie kennen jetzt die beiden Methoden Bewegung zu erzeugen. Im alten Kraftmodell befinden sich beide Muskeln im Ruhetonus in einem Gleichgewicht. Um Ihren Arm zu beugen, kontrahieren Sie den Bizeps und geben so mehr Kraft ins System. Wenn Sie Bewegung durch Entspannung erzeugen, dann lassen Sie Ihren Trizeps länger werden indem Sie Ihn noch weiter entspannen und auch in diesem Fall beugt sich der Arm. Auch hier ist der Spannungszustand im Bizeps höher. Der Unterschied ist aber, dass Sie dem System keine Kraft zugegeben haben, sondern Kraft gespart haben.

Es gibt für beide Methoden Anwendungsgebiete. Häufig wird das Bewegen durch Entspannen jedoch überhaupt nicht berücksichtigt und stattdessen Bewegung durch mehr Kraft erzeugt. Das ist nicht nur unökonomisch, sondern kann zu einem höheren Verschleiß durch Bewegung führen.

Dr. Flury beschreibt in diesem Zusammenhang eine kleine Übung mit der Sie diesen Effekt am eigenen Körper eindrucksvoll selbst erleben können. Setzten Sie sich wie unser Modell auf einen Hocker ohne Lehne und Armstützen.

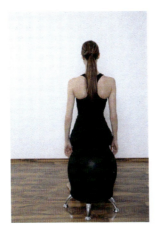

Heben Sie nun Ihren Arm seitlich an, bis er waagerecht steht. Falls Sie es nicht ohnehin beim ersten Mal automatisch auf diese Weise tun, achten Sie darauf, dass Sie Ihre Schulter und Nackenmuskulatur benutzen, um die Schulter hochzuziehen. Vielleicht führen Sie diese unfunktionale Bewegung mehrmals hintereinander aus und achten dabei nicht nur auf die Vielzahl an Muskeln, die sie benutzen, sondern auch auf die Verspannung, Ermüdung und das Erschöpfungsgefühl der Muskeln, dass sich relativ schnell einstellt.

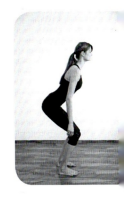

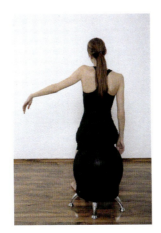

Entspannen Sie sich nun einige Minuten, bevor Sie mit dem kleinen Test fortfahren. Schütteln Sie Ihren Arm aus, um die Anspannung loszuwerden und entspannen Sie Ihre Schultermuskulatur. Nun bringen Sie Ihren Arm wieder in die waagerechte Position, und zwar indem Sie Ihre Schultermuskulatur entspannen. Lassen Sie dazu Ihren Arm schwer werden. Achten Sie dabei auf Ihren Ellenbogen, der sich dabei zunächst leicht in Richtung Boden bewegt. Wenn Sie alles richtig gemacht haben und Ihre Schultermuskulatur vollkommen entspannt ist, werden Sie bemerken, wie Ihr Ellenbogen, der die Bewegung leitet, sich langsam in einer Kreisbahn von Ihrem Körper wegbewegt und dabei nach oben steigt. Ihr Arm hebt sich dabei wie von selbst als wäre er mit Helium gefüllt. Erlauben Sie Ihrem Ellenbogen einfach sich weiter von Ihrem Körper zu entfernen und Sie werden feststellen, dass der Arm weiter und weiter nach oben steigt. Die Schulter und die Nackenmuskulatur bleiben dabei vollkommen entspannt. Tatsächlich senkt sich die Schulter dabei noch ein wenig mehr. Achten Sie darauf, dass Ihr Körper währenddessen in einer aufrechten und neutralen Position bleibt und Sie sich nicht zu einer Seite neigen. Lassen Sie dann Ihren Arm wieder entspannt nach unten sinken und wiederholen Sie diese Übung nach einer kleinen Pause mehrere Male. Sie werden nicht nur feststellen, dass Verspannungen und Gefühle der Erschöpfung in Ihren Muskeln ausbleiben, die Bewegung wird Ihnen sogar von Mal zu Mal leichter fallen. Mit etwas Übung bewegt sich der Arm fast wie von alleine.

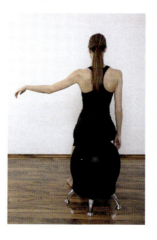

Jetzt wissen Sie, dass Sie Bewegung durch Entspannung erzeugen können. Das ist wichtig, weil wir dieses Konzept beim Nutzen der Zick-Zack-Linie einsetzen werden. Da es sich hierbei nur um ein funktionales Bewegungsmuster unter vielen handelt, das zugegebenermaßen von großer Bedeutung ist, sollten Sie das Konzept auch auf andere Bewegungen in Ihrem Alltag übertragen. Schauen Sie doch einfach einmal, welche Bewegungen Sie noch durch Entspannung erzeugen können. Das Resultat ist ein müheloseres, grazileres und eleganteres Bewegen, dass Sie bis ins hohe Alter begleitet und Ihren Körper jung und frisch hält.

Bewegungsprinzip 2: Bewegung durch Länge

Im Grunde handelt es sich hierbei um nichts anderes als das Bewegungsprinzip 1, das wir jetzt jedoch aus einem etwas anderen Blickwinkel betrachten. Wenn Muskeln kontrahieren, dann werden Sie kürzer und dicker. Kontrahierende Muskeln bringen zwei Punkte näher aneinander. Wenn Sie sich also ausschließlich auf diese Art und Weise bewegen, komprimieren Sie Ihren Körper bei jeder Bewegung. Ein Zustand, der sich im Laufe der Zeit in der gesamten Körperstruktur abbildet, bei der die Schulter zu nah am Körper, der Brustkorb zu nah am Becken und der Kopf zu nah an den Schultern „klebt". Sie erzeugen Bewegen durch „kurz werden".

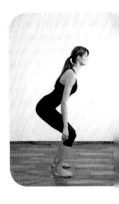

In der Übung zum Bewegungsprinzip 1 haben Sie das genaue Gegenteil kennengelernt. Sie haben Bewegung durch Länge erzeugt, indem Sie ihren Ellenbogen zunächst von Ihrer Schulter entfernt haben. Dadurch begann er sich erst nach unten und dann seitlich vom Körper weg zu bewegen. Sicher hatten Sie das Gefühl, dass der Ellenbogen sich beim Steigen immer weiter entfernt hat. (Falls es Ihnen nicht aufgefallen ist, dann kehren Sie einfach noch einmal zur Übung zurück – Übung macht ja bekanntlich den Meister)

Erzeugen Sie also Bewegung durch Länge, dann bewegen Sie sich nicht nur ökonomischer und sparen Energie, Sie sorgen auch dafür, dass diese „Länge" sich in Ihrem Körper abbildet. Das wirkt sich positiv auf Ihre

Körperhaltung und -struktur aus und sorgt unter anderem dafür, dass Gelenkköpfe weniger stark in ihre Pfannen gedrückt werden. Auch hier ist das Resultat ein müheloseres, grazileres und eleganteres Bewegen mit einem deutlich geringeren Maß an körperlichem Verschleiß.

Bewegungsprinzip 3: Funktionales Bewegen erzeugt Gleichgewicht

Heben Sie noch einmal Ihren Arm unfunktional an, wie Sie es zu Beginn der ersten Übung getan haben. Diesmal erhöhen Sie die Geschwindigkeit und reißen den Arm ruckartig nach oben. Wenn Sie das tun (wahrscheinlich wird Ihnen zum jetzigen Zeitpunkt bereits der Gedanke missfallen), werden Sie merken, dass Sie Ihren Körper zur gegenüberliegenden Seite geneigt haben. Fall das nicht passiert ist, haben Sie wahrscheinlich die Körperseite des Armes, den Sie hochgerissen haben, unbewusst angespannt, um diesen Effekt zu vermeiden.

Machen Sie jetzt das gleiche auf funktionale Art und Weise. Lassen Sie Ihren Arm einfach schnell steigen. Wenn Sie es richtig machen, werden Sie merken, dass der Effekt komplett ausbleibt. Es ist sogar so, dass der Körper sich eher noch mehr zentriert und „setzt".

Bewegen Sie sich funktional, tendiert Ihr Körper dazu mehr im Gleichgewicht zu bleiben. Das ist selbstverständlich sehr sinnvoll, denn jedes Abweichen von Ihrer Ideallinie im Schwerefeld der Erde erfordert Kraft und Energie. Praktisch verschwenden Sie, wie Sie im Beispiel erlebt haben, zusätzlich Energie, wenn Ihr Körper versucht überschüssige Bewegungsenergie anderenorts durch Muskelanspannung zurückzuhalten. Über die Schwerkraft als Kraft funktionaler Bewegung erfahren Sie im nächsten Abschnitt.

Die drei Kräfte funktionaler Bewegung

Es gibt drei Kräfte, die Sie als Menschen in Ihrem Umfeld bewegen oder mit denen Sie sich selbst bewegen:
- die Schwerkraft/Gravitation und „Stützkraft" der Erde
- die elastische Dehnkraft des Bindegewebes/Fazien
- die Muskelkraft

Die Reihenfolge beschreibt gleichzeitig die Wichtigkeit der Kräfte für das funktionale Bewegen. Die Schwerkraft oder Gravitation ist eine Kraft, der Sie auf der Erde mit heutigen Mitteln im Alltag nicht ausweichen können. Sie wirkt immer. Egal ob Sie stehen, liegen, laufen oder schlafen. Sie ist immer da. Für viele unfunktional organisierte Menschen mit schlechter Körperstruktur wird diese Kraft zur Belastung. Je weiter Ihr Körper von einem funktionalen Zick-Zack abweicht, desto mehr müssen Sie sich mit der Schwerkraft auseinandersetzen. Balanciert Ihr Kopf beispielsweise nicht leicht innerhalb der gestreckten Zick-Zack-Linie über Ihrem Kör- 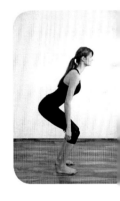 per, sondern steht davor, dann zieht die Schwerkraft unerbittlich in jeder Sekunde an diesen 5 bis 6 Kilo. Ist Ihr Körper strukturell ausgerichtet, dann stützen sich die einzelnen Elemente gegenseitig. Sie „setzen sich" sozusagen in Ihrem Körper und geben sich gegenseitig Halt und Auftrieb. Ihr Kopf wiegt nach wie vor 5-6 Kilo; strukturell ausgerichtet, werden Sie dieses Gewicht aber kaum bemerken und sich mühelos und frei bewegen.

Dieser Effekt lässt sich an einem sehr simplen Beispiel verdeutlichen. Nehmen Sie sich das dickste Buch, das momentan greifbar ist, und legen Sie es sich auf Ihren Kopf. Abgesehen vom Akt des Balancierens werden Sie auch bei nicht ganz so optimaler Körperstruktur das Buch nicht als besonders schwer empfinden. Nehmen Sie das Buch jetzt wieder in Ihre Hände und halten Sie diese ausgestreckt im 90 Grad Winkel von Ihrem Körper weg. Das Buch wird Ihnen nach sehr kurzer Zeit sehr schwer vorkommen und es benötigt schon einiges an Muskelschmalz, um es über längere Zeit an seiner Position zu halten. Das ist exakt die Wirkung, die die Schwerkraft auf Ihren Körper hat. Alles was von seiner Idealposition abweicht wird „schwerer" und muss mit Muskelkraft und Faszienspannung gehalten werden. Je weiter weg vom Zentrum desto mehr Schwerkraft bekommen Sie zu spüren.

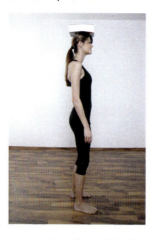 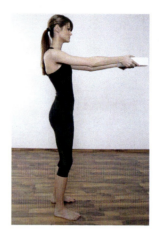

Für das Bewegen ist diese Kraft auch in anderer Hinsicht wichtig. Praktizieren Sie ein Bewegen durch Entspannung, dann hilft sie Ihnen bei allen Bewegungen, die „nach unten" gehen. Während Sie Ihren Arm aus einer waagerechten Position einfach nur entspannen müssen und ihn die Schwerkraft nach unten fallen lässt, würden Sie in der Schwerelosigkeit dazu aktive Muskelarbeit benötigen. Stellen Sie sich vor, unsere Atmosphäre würde aus einer zähen gelatinösen Masse bestehen, die einem Wackelpudding ähnelt. Dieselbe Bewegung wäre jetzt ein deutlich höherer Kraftaufwand. Beim „Bewegen durch Entspannen" nutzen Sie also die Schwerkraft zu Ihrem Vorteil. Das klingt ziemlich simpel und selbstverständlich. Sie können mir aber getrost glauben, wenn ich Ihnen als Faszientherapeut mit der Erfahrung tausender Einzelsitzungen mit Klienten sage, dass die meisten Menschen in einer Vielzahl von Fällen mit Muskelkraft arbeiten, obwohl die Schwerkraft kostenfrei und energiesparend immer und überall zur Verfügung steht und den „Job" wie von selbst erledigen könnte.

Die elastische Dehnkraft des Bindegewebes oder der Faszien ist ein weiterer Faktor, der vom unfunktionalen Menschen eher selten genutzt wird. Was genau Faszien sind, haben Sie ja bereits erfahren. Wie lassen Sie sich aber nun in Bewegung nutzen? Ein kleiner Ausflug in die Tierwelt wird es Ihnen klar machen. Stellen Sie sich ein Känguru vor. Das Tier überwindet weite Strecken durch ein Hüpfen mit beiden Beinen. Interessant dabei ist, dass neuere Studien zeigen, dass es nicht etwa mit den Muskeln der Beine hüpft, sondern ein Großteil der Kraft für die enormen Sprünge aus der Vorspannung der Faszien erzeugt wird. Das Känguru nutzt die Faszien dabei wie ein gespanntes Gummiseil, dass es dehnt und durch die Rückstellungskräfte die Kraft für den Sprung erzeugt. Ein ähnliches Phänomen kennen Sie aus dem Sportunterricht: Das Trampolin! Sie stehen dabei auf einer gespannten aber elastischen Unterlage. Durch Ihr Gewicht (und die Schwerkraft) dehnen Sie diese Unterlage bis zu einem Punkt an der Sie zurückschnellt, um die ursprüngliche Position wieder einzunehmen. Die Rückstellkräfte sind dabei stark genug, um Sie in die Luft zu katapultieren. Dieses Prinzip können Sie auch für das funktionale Bewegen nutzen. Eine durch „Bewegen durch Entspannung" ausgelöste Bewegung wird von der elastischen Spannkraft Ihrer Faszien aufgenommen und „katapultiert" sie in die entgegengesetzte Richtung. Nun brauchen Sie ggf. nur noch ein geringes Maß an Muskelkraft hinzufügen, um beispielsweise die Richtung anzupassen. Sie borgen sich also die Schwerkraft auf dem Weg nach unten, lassen einen Teil der Energie durch Ihr Fasziennetz zurückfedern und benötigen nur noch ein geringes Maß an Muskelkraft, das Sie selbst aufbringen müssen. Das ist deutlich energieeffizienter als eine Bewegung mit reiner Muskelkraft und auch deutlich dynamischer.

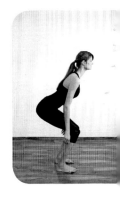

Nun, die Muskelkraft ist an dieser Stelle die letzte Kraft, der wir uns widmen wollen. Im Grunde hängt die Muskelkraft sehr eng mit den Faszien zusammen, denn ohne fasziale Strukturen, wäre Ihr Muskel eine ziemlich breiige Masse und könnte überhaupt nichts bewegen. Muskeln sind also in Ihrer Struktur und auch an ihren Ansatzpunkten auf bindegewebige Strukturen angewiesen. Sprechen Sie über Muskeln, müssen Sie auch immer über Faszien sprechen. Es geht uns aber hier um Bewegung durch Kontraktion also Zusammenziehen der Muskeln. Hierbei handelt es sich in unserer westlichen Welt um die am häufigsten genutzte Kraft, der auch am meisten Aufmerksamkeit gewidmet wird, auch wenn Sie hoffentlich jetzt schon gelernt haben, dass es nicht unbedingt die effizienteste ist. Aber der Fokus von Fitnessstudios und „Sport" liegt nun mal eindeutig auf Muskeln und nicht auf Schwerkraft oder Faszien. Natürlich ist diese Art Bewegung zu erzeugen notwendig und nützlich, denn sonst gebe es sie nicht. Wie Sie bereits am Beispiel zur Dehnkraft der Faszien gesehen haben, kommt Muskelkraft auch beim Einsatz von Schwerkraft und Dehnspannung zum Einsatz, jedoch nicht als ausschließliche Kraft. Der alleinige Fokus auf Bewegung durch Kontraktion führt nicht nur zu einer Komprimierung des Körpers, er zeichnet sich auch durch einen hohen Energieverbrauch und Verschleiß aus.

Verinnerlichen Sie die drei Bewegungsprinzipien und machen Sie sich die drei Kräfte bewusst, die Sie bewegen. Diese Konzepte kommen beim Einsatz der Zick-Zack-Linie automatisch zum Einsatz und werden bei richtiger Ausführung gefördert. Darüber hinaus sollten Sie sich im Sport oder Alltag in Zukunft häufiger einmal die Frage stellen, wie Sie sich gerade eigentlich bewegen und ob nicht vor dem Hintergrund der oben genannten Konzepte Optimierungspotential besteht.

Wie kommt das Zick-Zack in den Körper und wo kommt es her?

An dieser Stelle kann ich es Ihnen offenbaren: Es gibt gar kein Zick-Zack in Ihrem Körper. Das liegt vor allem daran, dass Ihr Körper nicht eckig organisiert ist, sondern in Rundungen und Kurven. Das Modell der Zick-Zack-Linie dient lediglich der einfachen und leichten Darstellung und ist ein Muster in Ihrem Körper, das Sie wahrscheinlich als die S-Form der Wirbelsäule bereits in Teilen kennen. Doch diese S-Form schlängelt sich weiter und beginnt in Wirklichkeit an Ihrem Kopf und endet unter Ihren Füßen. In der längsten Form – also wenn Sie gerade stehen – zeigt sich die Zick-Zack-Linie als sanftes mehrfaches S in Ihrem Körper. Falten Sie Ihren Körper aber zusammen, weil Sie beispielsweise etwas aufheben möchten, dann werden die S-Kurven deutlich spitzer in ihrem Winkel und der zusammengefaltete Körper ähnelt einem Zick-Zack. Daher der Name Zick-Zack-Linie.

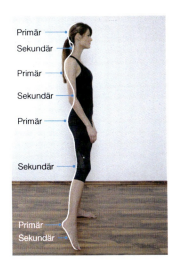
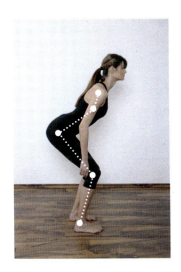

Primär
Sekundär
Primär
Sekundär
Primär
Sekundär
Primär
Sekundär

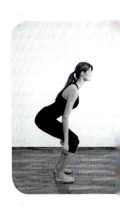

Diese natürliche Formgebung, die sich bei Erwachsenen leider nur noch sehr selten in vollkommen natürlicher Ausprägung findet, entsteht ganz selbstverständlich in Ihrer Kindheit und zeichnet Ihren Weg zum aufrechten Gang nach. Im Bauch Ihrer Mutter haben Sie eine Haltung eingenommen, die man landläufig als „Embryonal-Stellung" bezeichnet. Sie haben sich zusammengerollt und Ihre Körpervorderseite kurz gemacht, so dass Arme, Beine und Kopf recht nah beieinander waren. Diese Form könnte man wegen ihrer Ursprünglichkeit als eine Primärkurve bezeichnen, da sie als erstes da ist. Diese Haltung, in die viele Menschen, die am PC arbeiten, zurückzufallen scheinen und die im erwachsenen Körper als Zeichen emotionaler Belastung gewertet werden kann, ist natürlich alles andere als funktional, wenn das Ziel „Aufrechter Gang" heißt. Als Säugling besteht daher Ihr erster Schritt in eine bewegte Welt darin, dass es Ihnen gelingt sich auf den Bauch zu drehen. Natürlich sind Sie neugierig und wollten etwas sehen. Dazu müssen Sie Ihren Kopf anheben. Eine erste „Kurve" im Halsbereich entsteht. Die Richtung dieser Kurve ist dabei entgegengesetzt der Ausrichtung Ihres Körpers in der „Embryonal-Stellung". Da es sich hierbei um eine andere Richtung handelt und sie erst später entsteht, kann sie als Sekundärkurve bezeichnet werden.

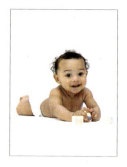 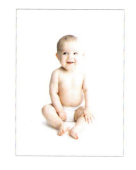 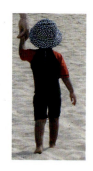

Um den nächsten Schritt zu vollziehen und aufrecht sitzen zu können, bedarf es einer weiteren Richtungsänderung. Diese entsteht, wenn Sie sich als Säugling zunächst auf die Ellenbogen und dann auf die Hände stützen. Während der Brustkorb-Bereich seine ursprüngliche Ausrichtung beibehält (Kyphose/Primärkurve) kommt es dadurch in Ihrem unteren Rücken erneut zu einer Richtungsänderung, die es später ermöglicht, sich mühelos aufrecht zu erhalten. Die sogenannte Lordose (Sekundärkurve) im Lendenwirbelbereich, die häufig fälschlich auch bei absolut gesunder Ausprägung als „Hohlkreuz" verschrien ist, stellt einen wesentlichen Bestandteil einer gesunden S-Form der Wirbelsäule dar.

Die Zick-Zack-Linie wäre kein ganzheitliches Muster, wenn Sie hier enden würde. Tatsächlich setzt Sie sich bis zum Boden fort. Zunächst einmal ist das Becken in einem funktionalen Körper leicht nach vorn geneigt, so dass der Po etwas nach hinten heraussteht (Primärkurve). Folgen wir Ihren Oberschenkeln bis zu Ihren leicht angewinkelten Knien, dann erhalten wir erneut eine (Sekundärkurve). Die Form Ihrer Ferse könnte man erneut als eine Primärkurve bezeichnen. Ohne diese Ausrichtung der Beine, wäre es Ihnen nicht gelungen zu stehen. Tatsächlich sind sie wahrscheinlich mit recht angewinkelten O-Beinen gestartet, die sich langsam immer mehr unter Ihren Körper bewegt haben wodurch sich Ihr Gleichgewicht immer mehr verbessert hat.

Die letzte Kurve, die auf dem Weg zum „Aufrechten Gang" hinzukommt, ist Ihr Fußgewölbe. Wenn Sie Ihre Füße ausstrecken, können Sie deutlich die Sekundärkurve erkennen. Interessant ist, dass wir unsere ersten Schritte mit Plattfüßen machen. Erst nachdem die entsprechenden Muskeln der Unterschenkel angeregt werden, spannt sich das Fußgewölbe auf. Bei vielen Menschen, die im Fersengang und unfunktionalen Schuhen durch die Welt wandeln, kollabiert das Fußgewölbe oder bildet sich gar nicht erst aus. Natürlich hat dies Auswirkungen auf die Zick-Zack-Linie und somit auf die gesamte strukturelle Ausrichtung des Menschen. Dem interessierten Leser möchte ich hier mein Buch „Einfach Ballengang – natürliches Gehen" ans Herz legen.

Eine ähnliche Einteilung des Körpers in Primär- und Sekundärkurven finden Sie übrigens im Buch „Anatomy Trains" des amerikanischen Körpertherapeuten Tom Myers, der auf diese Weise die Funktion der von ihm beschriebenen „Oberflächlichen Rücken-Linie" beschreibt. Ein sehr interessantes Buch, das sich mit den verbindenden Funktionen der Faszien im menschlichen Körper beschäftigt. Für medizinische Laien ist das Buch durch die sehr fachvokabularreiche Sprache allerdings leider sehr schwer verdaulich.

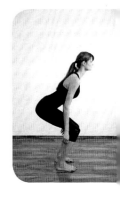

Wie Sie sehen, ist die Ausrichtung des Körpers, die ich wegen der einfachen Darstellbarkeit als Zick-Zack-Linie bezeichne, absolut natürlich und durch Ihren Entwicklungsprozess so vorgegeben. Langjähriges Fehlverhalten und der falsche Umgang mit dem Körper können allerdings dazu führen, dass aus dem einen Zick ein Zack wird und eine Sekundärin eine Primärkurve umgewandelt wird. Auf den ersten Blick hat dies ganz klare Auswirkungen auf Ihre Körperhaltung und -struktur. Da Sie ja jetzt bereits wissen, dass Form Funktion und Funktion Form folgt, wundern Sie sich sicher nicht, dass auch die Art und Weise mit der Sie sich bewegen leidet.

Die Bedeutung der Hüftachse

Die Bedeutung der Hüftachse und ihre Position wurden im Grunde bereits im vorangegangenen Abschnitt erklärt. Trotzdem möchte ich Ihr Augenmerk noch einmal gesondert auf dieses Thema lenken. Statisch gesehen würden Sie wohl der Schwerkraft am wenigsten Angriffsfläche bieten, wenn Sie ein gerader Stab wären. Im 90 Grad-Winkel zum Boden aufgestellt, wirkt die Schwerkraft auf die kleinstmögliche Fläche des Stabes. Per Definition weist so ein Stab aber ein eher kleines Maß an Beweglichkeit auf. Dazu wären Gelenke von Nöten. Je mehr Gelenke allerdings, desto mehr Möglichkeiten von der Ideallinie des Stabes abzuweichen und er Schwerkraft Angriffsfläche zu bieten.

Wie Sie bereits gelernt haben, ist der Körper in Primär- und Sekundär-Kurven oder eben in einer Zick-Zack-Linie angeordnet. Diese Anordnung bietet ein Höchstmaß an Beweglichkeit durch Gelenke, die jeweils in entgegengesetzte Richtungen arbeiten, und ist gleichzeitig in ihrer gestreckten Form nahe an der Ideallinie. Innerhalb dieser Anordnung ist die Hüftachse hinten. Das Becken bildet eine Primärkurve und ist dabei leicht nach vorn geneigt.

Ein umgekehrtes Muster, bei dem die Hüftachse vorn ist, bringt dagegen Ihre komplette Zick-Zack-Linie durcheinander. Leider ist dies aber ein sehr häufig vorkommendes Bild, dass ich fast täglich bei neuen Klienten zu sehen bekomme. Eine sehr gängige Auswirkung dieser kleinen Veränderung ist, dass die Beine durchgestreckt werden, der Brustkorb zusammenfällt und ein ansehnlicher Rundrücken mit nach vorn gestrecktem Hals entsteht. Dieses Muster bildet sich im Laufe der Zeit als feste Struktur im Fasziennetz ab und sorgt für eine Vielzahl von Zivilisationskrankheiten, mit denen dann an anderer Stelle kräftig Umsatz generiert wird.

Die folgenden Bilder zeigen Ihnen eine funktionale Zick-Zack-Linie und einige abweichende Varianten, die Ihnen sicher aus dem Alltag bekannt vorkommen werden. Achten Sie dabei auf die Position der Hüftachse und die Ausprägung des Zick-Zack, das durch die Primär- und Sekundärkurven gebildet wird.

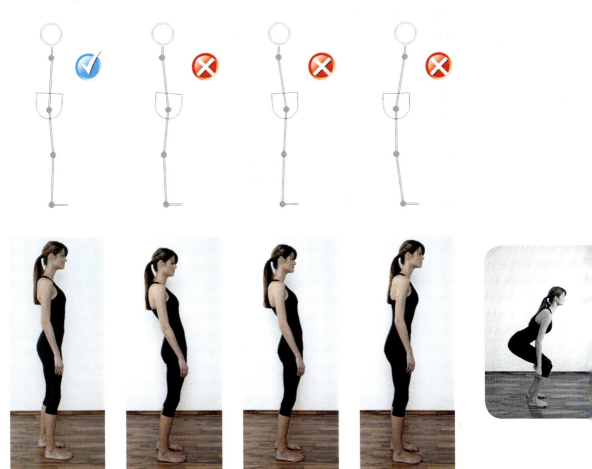

Wie Sie die Zick-Zack-Linie am schnellsten meistern

Die folgenden Punkte sind essenziell, wenn es darum geht ein neues Bewegungsmuster schnell und effektiv zu erlernen. Auch wenn es Ihnen vielleicht an manchen Stellen merkwürdig vorkommt, vertrauen Sie mir einfach. Diese Lernmethode ist erprobt und wird in ähnlicher Form weltweit von Profisportlern genutzt. Bevor wir also die eigentlichen Übungen angehen, sollten Sie sich zunächst im Üben üben.

Übungen lesen:

Es mag sich sehr banal anhören und gerade deshalb mein Hinweis: Bitte lesen Sie die Übungsanweisungen. Wenn Sie keinen Vorleser zur Hand haben, dann macht es wenig Sinn die jeweilige Übung zu beginnen und zeitgleich zu versuchen im Buch den nächsten Schritt nachzuvollziehen. Lesen Sie die Übung, die sie angehen wollen, zunächst komplett durch. Schauen Sie sich die Bilder genau an. Dann stellen Sie sich vor, wie Sie die Übung machen (Visualisierung). Ist Ihnen bei diesem Durchgehen der Übung etwas unklar, dann lesen Sie erneut nach. Erst wenn Ihnen wirklich klar ist, was zu tun ist, machen Sie sich an die Übung. Auf diese Weise können Sie sich voll und ganz auf das was Sie tun konzentrieren und erzielen schnellere und vor allem nachhaltigere Erfolge.

Zeit:

Seien Sie sich bewusst, dass es eine Weile dauern wird, bis Sie Ihr Bewegungsmuster komplett umgestellt haben. Zunächst werden Sie die Zick-Zack-Linie sehr bewusst machen müssen. Vielleicht suchen Sie sich ein oder zwei Tätigkeiten, die Sie täglich ausführen und verknüpfen diese mit der Zick-Zack-Linie. Schöne Beispiele sind das Öffnen einer etwas tiefer gelegenen Schublade oder das Öffnen des Mülleimers. Wenn die Zick-Zack-Linie einmal für diese überschaubaren Bereiche eingeführt ist, dann fällt es Ihnen leicht, das Muster auch auf andere Bereiche zu übertragen. Sobald Sie Ihren Auto-Piloten einschalten, werden Sie anfangs noch häufig in Ihr altes Bewegungsmuster zurückfallen. Sehen Sie es als sportliche Herausforderung, denn dieser Zustand ist vollkommen normal und natürlich. Es dauert seine Zeit, bis Sie in Ihrem neuen Bewegungsmuster geübt genug sind, damit Ihr Nervensystem beide Muster miteinander vergleichen kann und sich im Auto-Pilot-Betrieb automatisch für die Zick-Zack-Linie entscheiden wird.

Spieltrieb:

Wenn Sie an die folgenden Übungen oder die Vorübungen herangehen, sollten Sie Spaß bei der Sache haben, denn nur dann sind Sie aufnahmefähig und lernen. Beschäftigen Sie sich mit den Übungen wann immer Sie Lust dazu haben und wenn Sie einmal keine Lust haben, dann lassen Sie Ihr „Training" ruhig einmal ausfallen. Haben Sie Freude beim Entdecken und Ausprobieren. Etwas falsch zu machen und zu merken was genau es ist, kann von Ihnen bereits als Lernerfolg verbucht werden. Denn somit wissen Sie bereits wie es nicht geht. Vergessen Sie Lernfrust und Stress. Es ist Ihr Tempo, Ihre Lernkurve und Ihr Ergebnis. Haben Sie einfach Spaß daran.

Langsamkeit:
Es ist für Ihre Wahrnehmung und Ihren Lernerfolg von Vorteil, wenn Sie die Übungen sehr langsam ausführen. Ich sage meinen Klienten stets: „So langsam wie es geht, ohne dass Sie die Bewegung zwischendurch anhalten oder unterbrechen." Auf diese Weise gelingt es Ihnen, wirklich den gesamten Bewegungsablauf neu zu integrieren ohne Bereiche zu überspringen. Sie werden merken, dass es deutlich schwieriger ist etwas sehr langsam zu tun als es schnell zu tun. Wenn Sie eine Bewegung langsam beherrschen, dann können Sie sie auch schneller umsetzen. Umgekehrt ist das nicht der Fall. Viele Menschen können nicht einmal ihr Gleich¬gewicht bewahren, wenn Sie sehr langsam gehen, obwohl Sie im normalen Tempo täglich viele Stunden umhergehen.

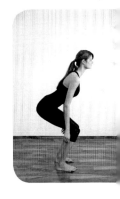

Fantasie:
Hierbei geht es um die Technik des Visualisierens. Für Ihr Gehirn ist es im Grunde kein großer Unterschied, ob Sie eine Tätigkeit ausführen oder sich diese nur lebhaft vorstellen. Die gleichen Hirnareale sind aktiv. Aus diesem Grunde nutzen unter anderem Top-Sportler Visualisierungstechniken, um Ihre Leistungen zu steigern. Wenn Sie im Bett liegen, im Zug fahren oder im Flugzeug fliegen, können Sie sich vorstellen, wie Sie die Zick-Zack-Linie anwenden. Sie stellen sich vor, wie es sich anfühlt, wie es aussieht, wie es sich anhört und sind dabei so konkret und detailverliebt wie möglich. Auf diese Weise können Sie die Zick-Zack-Linie trainieren, selbst wenn Ihr Körper sie vielleicht noch nicht vollständig umsetzen kann. In den folgenden Kapiteln geht es nun endlich zur Sache. Sie lernen die Zick-Zack-Linie. Viel Spaß dabei.

Der Weg zum funktionalen Zick-Zack

Bevor wir uns zusammen an die Zick-Zack-Line wagen, macht es Sinn, zunächst einige Vorübungen zu absolvieren. Natürlich verwenden wir hier bereits dasselbe Bewegungsmuster und trainieren nicht etwas vollkommen anderes. Das wäre wenig sinnvoll. Das Besondere an den Vorübungen ist, dass sie jeweils nur bestimmte Teile der Zick-Zack-Linie aktivieren. So können Sie sich beispielsweise auf das Bewegungsmuster im Oberkörper konzentrieren ohne die Beine zu nutzen oder sitzend üben ohne sich stehend mit Ihrem Gleichgewicht auseinandersetzen zu müssen. Obwohl die Zick-Zack-Linie ein ganz natürliches und einfaches Muster ist, bleibt sie dennoch sehr komplex. Sie bezieht nämlich den ganzen Körper mit ein. Den ganzen Körper in einer Bewegung zu integrieren, ist für viele Menschen eine sehr schwierige Aufgabe. Und deshalb führe ich Sie schrittweise ans Ziel, statt gleich mit Ihnen ins kalte Wasser zu springen. Die folgende Grafik gibt Ihnen schon jetzt einen kurzen Überblick wie wir vorgehen werden.

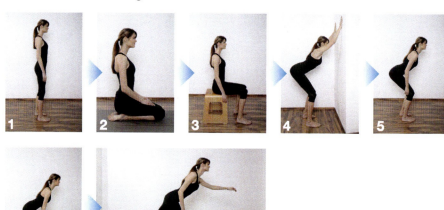

Bitte denken Sie daran, dass wir uns hier mit funktionalem Bewegen beschäftigen. Der wichtigste Hinweis, den ich nicht in jeder Übung erneut aufführe, lautet daher: Machen Sie es einfacher und entspannter! Achten

Sie darauf, dass Sie bei jedem Durchgang den Sie machen weniger und weniger Kraft aufwenden und schließlich zu einer Bewegung kommen, bei der Sie wirklich nur die Muskeln aktivieren, die auch tatsächlich an der Bewegung beteilig sind. Verkrampfte Schultern, geballte Fäuste und eine verspannte Kiefermuskulatur sollten Sie schnellstens verlernen.

Die Zick-Zack-Linie im Knien – Übung 1

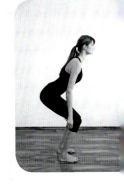

Besorgen Sie sich eine dünne weiche Unterlage. Idealerweise nutzen Sie eine Yoga-Matte oder einen Teppich. Parkett- oder Steinböden sind für Sie am Anfang sicherlich zu unkomfortabel. Ihre Unterlage soll verhindern, dass an Stellen wo Knie, Knöchel oder Fußspann auf dem Untergrund aufliegen, unangenehme Druckstellen entstehen. Gleichzeitig sollten Sie aber eine Rückmeldung vom Boden erhalten. Eine dicke Schaumstoffmatte oder Ihr Bett sind daher zu viel des Guten.

Knien Sie sich nun so hin, dass Ihre Beine parallel sind und Ihre Füße gerade nach hinten ausgestreckt sind. Achten Sie darauf, dass Ihre Beine etwa eine Faust breit auseinander sind. Lassen Sie das Gewicht Ihres Beckens und des Oberkörpers auf Ihren Beinen ruhen. Ihr Kopf steigt wie von selbst nach oben als wäre er mit Helium gefüllt. Auch der Oberkörper ist aufrecht und entspannt. Atmen Sie tief und entspannt gleichermaßen in Brustkorb und Bauch.

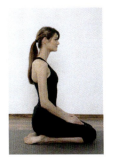 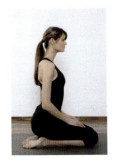 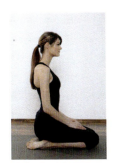 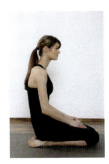

Für viele Menschen ist bereits diese Position eine Herausforderung. Durch falsches Gehen hervorgerufene Spannungen in der Schienbein-

Muskulatur und den dazugehörigen Faszienstrukturen fällt es einigen Personen schwer, die Füße gestreckt auf dem Untergrund liegen zu lassen und das volle Körpergewicht auf die Beine zu geben. Spannungsmuster in den Oberschenkeln tun ihr Übriges dazu. Sollten Sie zu dieser Gruppe gehören, dann entspannen Sie sich einfach einige Minuten in diese Haltung hinein und stellen Sie sich vor, wie die Regionen, die Sie als Spannung wahrnehmen, lang werden und „schmelzen". Machen Sie einfach aus der Ausgangsposition eine eigene Übung. Nehmen Sie diese Position einige Male ein und entspannen Sie Ihre Unterschenkel, bevor Sie mit der wirklichen Übung beginnen. Sie sind sonst zu sehr mit den eben beschriebenen Spannungsmustern beschäftigt und können sich nicht voll und ganz auf die Zick-Zack-Linie konzentrieren.

Stellen Sie sich jetzt vor, wie Sie Ihr Becken auf Ihren Beinen nach hinten gleiten lassen. Beginnen Sie die Bewegung indem Sie Ihren Bauch loslassen und entspannen. Sie werden spüren, dass dieses Loslassen die Bewegungsrichtung vorgibt. Lassen Sie das Becken nun weiter und weiter nach hinten wandern und stellen Sie sich dabei vor, Ihr Becken wäre ein Wagen, der auf Schienen fährt (Ihren Beinen). Achten Sie dabei darauf, dass Ihr Oberkörper aufrecht bleibt und auch Ihr Kopf weiter nach oben steigt. Lassen Sie das Becken solange nach hinten gleiten wie Sie das Gefühl haben, dass diese Bewegung wie von selbst passiert. Sobald Sie aktiv mit Muskelkraft arbeiten müssen oder einen Widerstand in Form von Spannungen spüren, stoppen Sie die Bewegung.

Nun kehren Sie die Bewegung um und lassen das Becken zu Ihrer Anfangsposition zurückwandern. Halten Sie einen Moment inne und spüren Sie, was sich verändert hat.

Nach einer kurzen Pause bewegen Sie ihr Becken jetzt in die entgegengesetzte Richtung. Auch hier können Sie sich sinnbildlich vorstellen, dass Ihr Becken auf Schienen fährt. Wenn Sie an dem Punkt angekommen sind, von dem aus Sie nur mit zusätzlicher Kraft oder gegen Widerstände weiterkommen würden, halten Sie die Bewegung an und kehren dann langsam zum Ausgangspunkt zurück. Halten Sie wieder einige Momente inne und machen sich ein Bild von den Veränderungen in Ihrem Körper.

Diesen Bewegungsablauf führen Sie dreimal nacheinander aus. Wichtig ist, dass Sie so langsam und bewusst wie möglich arbeiten. Nach drei Wiederholungen machen Sie eine Pause und verlassen diese Position. Wenn Sie möchten, können Sie diesen gesamten Zyklus ebenfalls dreimal wiederholen. Wahrscheinlich wird Ihnen auffallen, dass sich Ihr Bewegungsradius mit jedem langsamen Wiederholen ein kleines Stückchen erweitert. Es ist vollkommen normal, wenn Ihre Bewegungen am Anfang deutlich kleiner sind als wir Sie hier auf den Bildern dargestellt haben. Achten Sie darauf, langsam an den Rand der Bewegung zu gehen und an der Stelle zu stoppen, an der sie nicht mehr frei und entspannt ablaufen würde. Auf diese Weise kann Ihr Körper den Bewegungsradius langsam und sanft erweitern indem er die Faszienstrukturen an die neuen Anforderungen anpasst. Ein Dehnen und „Dagegenarbeiten" führt nur zu Widerstand der Faszien, die nach der Dehnung dafür sorgen, dass die Strukturen wieder auf Ihre Ausgangslänge zurückgehen. Damit haben Sie nichts erreicht. Achten Sie während der gesamten Übungen auf Veränderungen in Ihrem Körper.

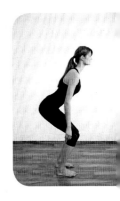

Die Zick-Zack-Linie im Knien – Übung 2

Ich habe Sie in der ersten Übung gebeten, Ihren Körper zu beobachten. Wahrscheinlich ist Ihnen aufgefallen, dass Ihr Brustbein sich leicht nach vorne bewegt hat, wenn Sie Ihr Becken nach hinten gleiten lassen. Beim Gleiten nach vorn bewegt es sich dagegen eher nach hinten und Ihr Oberkörper fällt etwas in sich zusammen. Wenn es Ihnen nicht aufgefallen ist, dann machen Sie die erste Übung doch noch einmal und achten Sie auf diesen Effekt, bevor Sie in die nächste Übung starten.Begeben Sie sich wieder in die Ausgangsposition der ersten Übung. Entspannen Sie Ihren Bauch und lassen Sie Ihr Becken nun erneut nach hinten gleiten. Gleichzeitig lassen Sie Ihr Brustbein nach vorn wandern. Beobachten

Sie, wie der Abstand zwischen Brustbein und Schambein sich vergrößert. Die Idee dabei ist, dass Sich Ihr Brust- und Ihr Schambein voneinander entfernen sollen. Legen Sie bei Bedarf Ihre Hände auf diese Stellen und nehmen Sie wahr, wie sich der Abstand vergrößert. Ihr Kopf bleibt weiterhin im Lot und steigt nach oben. Nutzen Sie Ihre Arme in einer Art Ruderbewegung, indem Sie die Arme anziehen und leicht nach hinten ziehen, um die Bewegung des Brustbeins nach vorn zu unterstützen. Führen Sie die Bewegung fort solange wie es Ihnen entspannt möglich ist. Dann kehren Sie zur Ausgangsposition zurück.

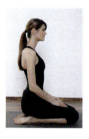 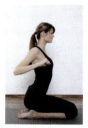 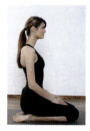 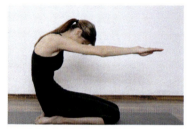

Lassen Sie jetzt Ihr Becken wieder nach vorn gleiten. Ihr Brustkorb fällt in sich zusammen und ein Rundrücken entsteht, den Sie sogar noch unterstützen indem Sie mit Ihren Armen nach vorn greifen und sie länger werden lassen. Ihren Kopf lassen Sie dabei vollkommen entspannt nach vorn hängen. Führen Sie die Bewegung fort solange wie es Ihnen entspannt möglich ist. Kehren Sie dann zur Ausgangsposition zurück.

Achten Sie darauf, dass Ihre Wirbelsäule die Bewegung auf ganzer Länge vollführt. Spannungsmuster führen häufig dazu, dass der Rücken nur in einem Bereich rund wird, während andere Teilbereiche unbeweglich bleiben. Arbeiten Sie langsam und entspannen Sie sich in diese Bereiche hinein, bis auch sie aktiv werden. Häufig hilft es, den Atem in dieser Phase in den Rücken zu leiten und durch ein Ausdehnen der Rückseite des Brustkorbs mit jedem Atemzug Muskelpartien leicht zu bewegen und zu entspannen. Auch diesen Bewegungsablauf führen Sie dreimal nacheinander aus. Wichtig ist, dass Sie so langsam und bewusst wie möglich arbeiten. Nach drei Wiederholungen machen Sie eine Pause und verlassen diese Position. Wenn Sie möchten, können Sie auch diesen Zyklus dreimal wiederholen. Es gelten die gleichen Anmerkungen wie die bei der ersten Übung. Beginnen Sie mit langsamen und kleinen Bewegungen, um den Bewegungsraum langsam zu erweiter. Lassen Sie sich Zeit.

Die Zick-Zack-Linie im Knien – Übung 3

Die letzte Übung im Knien ist eine Übung für Fortgeschrittene. Sie sollten sich zunächst mit den ersten beiden Übungen im Knien und vielleicht auch mit einigen der folgenden Übungen beschäftigen, bevor Sie sich an diese Aufgabe machen.

Begeben Sie sich wieder in die Ausgangsposition der ersten Übung. Entspannen Sie Ihren Bauch und lassen Sie Ihr Becken nun erneut nach hinten gleiten. Gleichzeitig lassen Sie nun Ihr Brustbein nach vorn wandern. Lassen Sie diese Bewegung jetzt solange weiterlaufen, bis Ihr Oberkörper auf Ihren Knien zum Liegen kommt. Wichtig ist, dass Sie Ihr Brustbein lang werden lassen und den Abstand zwischen Schambein und Brustbein weiter vergrößern. Unter keinen Umständen sollten Sie während der Bewegung Ihren Rücken rund werden lassen und Ihr Becken nach vorn gleiten lassen. Sie können Ihre Hände und Arme zur Unterstützung benutzen, sollten diese aber so wenig wie möglich belasten. Wenn Sie Ihre Endposition erreicht haben, halten Sie einen Moment inne und machen einige tiefe Atemzüge.

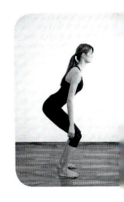

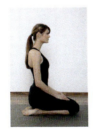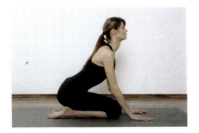

Jetzt drücken Sie mit Ihren Beinen gegen den Boden und lassen dadurch Ihr Brustbein nach oben steigen. Behalten Sie diese Bewegung bei, bis Sie wieder in Ihrer Ausgangsposition angekommen sind. Halten Sie einige Momente inne und spüren Sie Ihren Körper.

Zugegeben die Beschreibung der dritten Übung ist recht kurz. Allerdings sollten Sie zu diesem Zeitpunkt bereits einige Erfahrungen mit den ersten beiden Übungen gesammelt haben, denn diese Übung hat es in sich. Achten Sie darauf den Oberkörper durch das Drücken der Beine gegen den Untergrund anzuheben. Heben Sie den Oberkörper über Ihre Rückenmuskulatur, dann werden Sie früher oder später Probleme bekommen. (Diese Anweisung wird Ihnen im Laufe dieses Buches des Öfteren begegnen.) Auch diesen Bewegungsablauf führen Sie dreimal nacheinander aus. Wichtig ist, dass Sie so langsam und bewusst wie möglich arbeiten. Nach drei Wiederholungen machen Sie eine Pause und verlassen diese Position. Wenn Sie möchten, können Sie auch diesen Zyklus dreimal wiederholen. Es gelten die gleichen Anmerkungen wie die bei den ersten beiden Übungen.

Die Zick-Zack-Linie im Sitzen – Übung 1

Wenn Sie die Übungen im Knien verinnerlicht haben, wird Ihnen das Zick-Zack im Sitzen bereits deutlich leichter fallen und einige Elemente werden Ihnen sicher bekannt vorkommen. Die Bewegungsabläufe sind nämlich im Wesentlichen gleich. Der Hauptunterschied besteht darin, dass wir den Beinen jetzt ein wenig mehr Raum lassen, ohne sie gleichzeitig im vollen Maße einzusetzen. Die Übungen versetzten Sie in die Lage, im Alltag deutlich funktionaler zu sitzen. Im später folgenden Kapitel zu den Anwendungsbereichen der Zick-Zack-Linie werden Sie dann lernen, wie Sie ausgehend von dieser Übung funktionales Aufstehen und Hinsetzen bewältigen. Alltägliche und simple Bewegungsmuster meinen Sie wahrscheinlich und werden sich wundern, wie viel Sie bisher falsch gemacht haben. Beginnen wir aber zunächst mit dem Sitzen. Für die Übungen benötigen Sie eine Sitzgelegenheit, die eine gerade Sitzfläche hat. Leider ist das nicht gerade einfach, denn die meisten Stühle und Sitze wurden von „schlauen" Designern mit einer nach hinten abfallenden Sitzfläche ausgestattet und sorgen dafür, dass wir im Sitzen förmlich in die Fötushaltung zurückrollen. Aufrechtes und funktionales Sitzen ist auf solchen Sitzmöglichkeiten zwar machbar, erfordert aber bereits einiges an Können. Simple Hocker sind häufig näher an Ihren wahren Bedürfnissen als vermeintlich ergonomische Superstühle. Achten Sie darauf, dass die Sitzhöhe zu Ihnen passt. Idealerweise liegen Ihre Oberschenkel waagerecht oder leicht abschüssig, so dass die Knie etwas tiefer liegen als das Becken. Der Winkel Ihrer Knie sollte mindestens 90 Grad betragen oder leicht größer sein und Ihre Füße entspannt und vollflächig auf dem Boden aufliegen. Drücken Sie mit Ihren Füßen gegen den Boden; es sollte sich eine leichte Bewegung des gesamten Körpers ergeben. Achten Sie darauf, dass Sie im vorderen Bereich der Sitzfläche sitzen und vergessen Sie die Lehne.

Bevor wir mit der eigentlichen Übung beginnen, benötigen Sie noch einen kurzen Anatomiekurs. Um meine Anweisungen zu verstehen müssen Sie nämlich wissen, wo Ihre Sitzbeinhöcker (Tuber ischiadicum) zu finden sind. Dazu setzen Sie sich zunächst auf Ihre Hände mit den Handflächen nach oben. Wenn Sie jetzt Ihr Becken leicht hin und her bewegen, dann bemerken Sie zwei knöcherne Vorsprünge Ihres Beckens. Sie fühlen sich wie zwei kugelförmige Gebilde an. Das sind Ihre Sitzbeinhöcker. Anatomietest bestanden. Gratulation und weiter im Programm :)

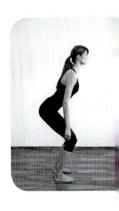

Lassen Sie nun Ihre Arme entspannt an der Seite hängen und gleichzeitig Ihren Kopf nach oben steigen, was dazu führt, dass Sie sich aufrichten. Kippen Sie nun das Becken wieder ein wenig hin und her, bis Sie spüren können, wo sich Ihre Sitzbeinhöcker befinden. Bewegen Sie nun Ihr Becken, indem Sie Ihre Bauchmuskeln loslassen und entspannen. Das Becken wird dabei nach vorn kippen so dass Brustbein und Schambein sich voneinander entfernen. Sie bewegen sich dadurch vor Ihre Sitzbeinhöcker.

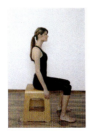 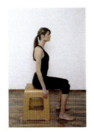 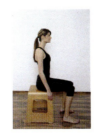 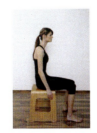

Führen Sie diese Bewegung so weit nach vorn aus, wie es Ihnen durch einfaches Entspannen gelingt. Bleiben Sie dabei so langsam und entspannt wie möglich. Achten Sie dabei darauf, dass Ihr Kopf weiter nach oben steigt und im Lot bleibt. Wenn Sie sich an dieser Stelle mit dem Oberkörper nach vorn neigen, dann haben Sie Ihre vordere Rumpfmuskulatur nicht genügend entspannt. Probieren Sie es noch einmal und bewegen Sie sich nur so weit, wie es Ihnen gelingt, ohne Ihren Oberkörper nach vorn zu lehnen. Wenn Sie es richtig machen, bewegt sich Ihr Brustbein nach vorn und die Vorderseite des Rumpfes „öffnet" sich, wie sie es bereits aus der knienden Übung kennen. Wahrscheinlich bewegt sich Ihr Kopf etwas nach hinten und Sie machen ein leichtes Doppelkinn. Vermeiden Sie, den Kopf in den Nacken fallen zu lassen und nach oben an die Decke zu schauen.

Kehren Sie jetzt die Bewegung um und lassen Sie das Becken zurückrollen so dass Sie hinter Ihre Sitzbeinhöcker rollen. Ihre Körpervorderseite fällt in sich zusammen, der Kopf geht nach vorn und der Rücken wird runder.

Kehren Sie nun die Bewegung wieder um, indem Sie Ihr Becken wieder nach vorn über Ihre Sitzbeinhöcker rollen lassen.

Es reicht, wenn Sie diese Bewegung sehr klein ausführen. Wichtig ist, dass Sie spüren, dass Sie deutlich vor oder hinter Ihren Sitzbeinhöckern sind. Wenn Sie einer Bürotätigkeit nachgehen, eignet sich diese kleine Übung hervorragend, um Ihr Becken zu mobilisieren. „Richtiges" Sitzen findet übrigens immer leicht vor den Sitzbeinhöckern statt. Dabei sollten Sie aber beachten, dass es so etwas wie fixe Positionen im Körper nicht gibt. Funktionales Sitzen oder Stehen ist immer ein dynamischer Prozess. Was soll das bedeuten? Auch wenn Sie die strukturell idealste Position einnehmen, bekommen Sie nach kurzer Zeit Probleme, wenn sie exakt und ausschließlich in dieser Position über längere Phasen verharren. Das liegt daran, dass natürlich auch in einer solchen Idealposition Muskeln aktiv sind. Bleibt die Haltung absolut unverändert, dann sind natürlich immer genau die gleichen Muskeln aktiv – und zwar permanent. Das kann nur zu Überlastungserscheinungen und am Ende zu Schmerzen führen. Ihr Körper gibt Ihnen über den Schmerz das Signal, den armen Muskeln zwischendurch etwas Ruhe zu gönnen. Die erhalten die betroffenen Muskeln zum Beispiel, indem Sie die Übung, die sie eben gemacht haben, von Zeit zu Zeit ausführen und dazu den Brustkorb leichte Bewegungen nach rechts und links machen lassen. Kleine Bewegungen reichen in der Regel aus. Gönnen Sie der einen Muskel-Gruppe etwas Ruhe und lassen Sie andere an dem Spaß teilhaben.

Die Zick-Zack-Linie im Sitzen – Übung 2

Steigern Sie die Intensität der Übung, indem Sie den Bewegungsradius vergrößern. Gehen Sie dabei genauso vor, wie Sie es beim der Zick-Zack-Linie im Knien - Übung 2 und 3 getan haben.

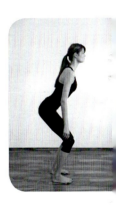

Konzentrieren Sie sich darauf, dass Sie die Bewegung über Ihr Becken steuern. Das bedeutet, dass sich zuerst das Becken bewegt und der Körper folgt. Auch hier arbeiten Sie langsam und sehr bewusst während Sie sich darauf konzentrieren, loszulassen und unnötige Anspannung zu vermeiden. Wahrscheinlich wird Ihnen eine Richtung deutlich leichter fallen und ich tippe darauf, dass es der herrliche Rundrücken ist. Auch wenn die Beweglichkeit in diese Richtung im Rahmen dieser Übung absolut Sinn macht und gut für Sie ist, behalten Sie bitte im Blick, dass wir hier für die Zick-Zack-Linie trainieren. Eine offene Körpervorderseite ist Ihr Ziel und daher sollte Ihr Hauptaugenmerk darauf liegen, sich weiter und weiter in diese Richtung zu entspannen, um mehr Bewegungsfreiheit in Ihre kurze Front zu bekommen.

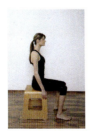
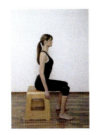
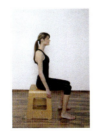
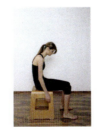

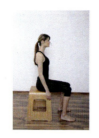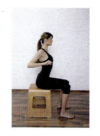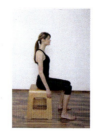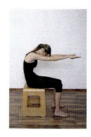

Die Zick-Zack-Linie im Stehen – Übung 1

Nachdem Sie nun die Zick-Zack-Linie im Knien und im Sitzen kennengelernt haben, wagen wir uns an die Zick-Zack-Linie im Stehen. Alle Übungen im Stehen sollten Sie zu Beginn barfuß ausführen. Da ich nicht davon ausgehe, dass jeder Leser Schuhe mit sogenanntem „Nullabsatz" trägt, bringen Schuhe für diese Übungen eine Gefahr mit sich. Ein wie auch immer gearteter Absatz oder eine Fersenerhöhung führen dazu, dass Ihr „Fundament" nicht eben ist. Ihr Körper passt sich dieser Schieflage durch leichte statische Veränderungen an, die häufig die Zick-Zack-Linie beeinflussen und oft sogar ganz zerstören.

Anders als bei den vorherigen „Vorübungen" im Knien und Sitzen, bei denen Sie bewusst Teile der Linie außen vor gelassen haben, lassen Sie von jetzt an den ganzen Körper an den Übungen teilhaben. Für die erste Übung fügen wir sogar noch ein zusätzliches Element hinzu. Mit Ihrem Körper werden Sie gleich eine absolut funktionale Zick-Zack-Linie ausführen. Zusätzlich bitte ich Sie aber, bei dieser Vorübung die Arme über den Kopf zu heben und mit den Handflächen an einem Punkt an einer Wand oder einem Türrahmen zu verharren während der Körper sich langsam entlang der Zick-Zack-Linie nach unten bewegt. Im Alltag kommt so eine Haltung natürlich ziemlich selten vor. Warum also dieses zusätzliche Element?

Durch den kleinen Zusatz, den ich Ihnen gleich in der Übung noch einmal genau erklären werde, sind Sie gezwungen, die Körpervorderseite sehr lang zu machen. Eine verkürzte Frontlinie ist bei den meisten Menschen der Hauptgrund für eine kollabierte Zick-Zack-Linie. Durch diese Übung werden Sie sich Ihrer Verkürzungen bewusst und Sie haben die Möglichkeit, durch langsames Arbeiten kurze Strukturen zu entspannen und zu lösen.

Möglicherweise dauert es eine Weile und Sie werden spüren, wie sich Ihre Frontallinie deutlich verlängert hat. Ohne diese Vorübung und eine ausreichend lange Front fallen viele Klienten beim freien Üben der Zick-Zack-Linie schnell in ein Rundrückenmuster zurück, sobald sie sich leicht nach vorn beugen. Verkürzte Faszien zwingen Sie in das alte Bewegungsmuster. Damit Ihnen das nicht passiert, widmen Sie sich dieser Vorübung eine gewisse Zeit. Fühlen Sie sich wohl damit, dann gehen Sie zum nächsten Schritt über. Bitte trauen Sie sich auch einen Schritt zurück zu machen, wenn Sie bemerken, dass Sie sich dieser Vorübung vielleicht noch etwas länger widmen sollten. Bereit? Los geht's!

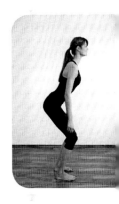

Stellen Sie sich mit dem Gesicht in Richtung Wand. Heben Sie die Arme und legen Sie Ihre Hände oberhalb des Kopfes mit den Handflächen an die Wand. Ihre Arme sollten dabei relativ ausgestreckt aber nicht durchgestreckt sein (So etwas wie durchgestreckte Gelenke gibt es auf funktionaler Ebene im Körper nämlich nicht). Wenn Sie wie ich um die 1,80 Meter groß sind, dann sollten Ihre Hände in etwa auf Höhe eines Türrahmens liegen. Achten Sie darauf, dass Sie mit Ihren Füßen so nah an der Wand stehen, dass Sie diese Position bei relativ geradem Oberkörper einnehmen können.

Nun machen Sie mit beiden Füßen etwa einen halben Schritt nach hinten, lassen Ihre Hände aber an der gleichen Stelle. Sie stehen jetzt leicht nach vorn gelehnt, so dass Sie etwas mehr Druck auf Ihren Händen spüren als zuvor. Schauen Sie horizontal geradeaus gegen die Wand. Wenn es Ihnen hilft, hängen Sie sich eine nette Postkarte auf.

Lassen Sie nun Ihr Becken langsam nach vorn und hinten pendeln, indem Sie es auf die Wand zu und von ihr weg bewegen. Ihr besonderes Augenmerk richtet sich dabei auf den Punkt an dem sich die Neigung Ihres Beckens verändert und umkehrt. Wenn Sie sich auf die Wand zubewegen, dann fällt der obere Rand Ihres Beckens nach hinten und der untere geht nach vorn. Wenn Sie sich von der Wand wegbewegen, ist es umgekehrt (hier gehen Sie ins Zick-Zack). Achten Sie genau auf den Punkt, an dem sich der Neigungswinkel Ihres Beckens verändert. Werden Sie sich der Stellung Ihres Beckens bewusst.

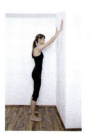 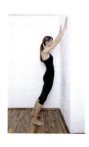 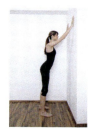 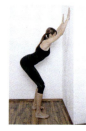

Wiederholen Sie diese Bewegung, bis für Sie der Punkt ersichtlich wird, an dem das Becken seine Kippung verändert und Sie ein Gespür für den Zeitpunkt haben. Ihr übriger Körper bleibt weiter in der Ausgangsposition mit den Armen über dem Kopf und dem Kopf horizontal ausgerichtet.

Begeben Sie sich jetzt in die Position kurz bevor Ihr Becken auf dem Weg nach hinten seine Neigung ändert. Lassen Sie nun bewusst die Bauchmuskeln los indem Sie den gesamten Bauchbereich entspannen und achten Sie darauf, wie dadurch das Becken völlig automatisch nach hinten gleitet. Lassen Sie das Becken jetzt immer weiter nach hinten gleiten, während Sie Ihre Muskulatur der Körpervorderseite immer weiter entspannen. Winkeln Sie gleichzeitig Ihre Knie an, so dass Ihre Bewegung nach hinten automatisch auch eine Bewegung nach unten wird. Knie und Füße sollten in dieselbe Richtung zeigen, da sonst die Knie überlastet werden können. Ihr Kopf bleibt weiterhin horizontal ausgerichtet und Ihr Brustbein streckt sich nach vorn in Richtung Wand. Versuchen Sie Ihre Arme an der gleichen Stelle zu lassen. Erst wenn Sie in einem fortgeschrittenen Stadium deutlich tiefer gehen, können Sie Ihre Arme leicht nachrutschen lassen. Es ist jedoch wichtig, dass Sie eine leichte Dehnspannung in Ihrer Körpervorderseite spüren. Führen Sie diese Bewegung so lange fort wie es Ihnen entspannt möglich ist.

Wenn Sie ein unangenehmes Ziehen spüren oder sich mit Muskelkraft in eine „Dehnung" hinein stemmen, dann sind Sie definitiv zu weit gegangen. Haben Sie den maximalen Punkt Ihres aktuellen Bewegungsradius erreicht, begeben Sie sich wieder in die Ausgangsposition. Um dort hinzugelangen, drücken Sie Ihre Fußballen in den Boden und lassen so Ihr Becken und Ihren Körper wieder nach oben steigen. Stellen Sie sich vor, Sie würden den Untergrund von sich weg drücken. Auf diese Weise lernen Sie, sich vom Boden aus aufzurichten statt Ihren Körper falsch über die Rückenmuskulatur hochzuziehen. Dieses falsche Bewegungsmuster ist die Ursache für zahlreiche Rückenbeschwerden in unserer westlichen Welt und Verursacher des sogenannten „Hexenschusses". Wenn Sie wieder in der Ausgangsposition angekommen sind, ruhen Sie einige Sekunden aus und wiederholen Sie den Ablauf etwa zehnmal. Machen Sie die Bewegung so langsam und bewusst wie Sie können.

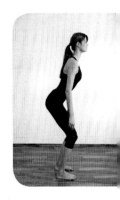

Achten Sie bei der Ausführung darauf, bei jedem Durchgang mehr zu entspannen. Eliminieren Sie überflüssige Spannung in Bereichen, die nichts mit der Bewegung zu tun haben. Lassen Sie ihr Becken nach hinten und unten gleiten. Dabei hilft Ihnen das Bild eines Hockers, der schräg hinter Ihnen steht und etwas tiefer liegt. Wenn Sie Schmerzen in Ihrem unteren Rücken verspüren, dann lassen Sie das Becken wahrscheinlich nicht nach hinten unten gleiten indem Sie den Bauch entspannen, sondern ziehen es mit Muskelkraft nach hinten oben. Wenn Sie das tun, nutzen Sie für diese Bewegung vollkommen falsche Muskelgruppen in Ihrem unteren Rücken, die Ihnen Ihren Fehler richtigerweise durch Schmerz signalisieren. Die auf den Bildern dargestellte Bewegung stellt einen sehr fortgeschrittenen Bewegungsradius dar. Machen Sie die Bewegung so langsam und entspannt wie Sie können. Wenn Sie merken, dass es nicht weitergeht, dann kehren Sie zur Ausgangsposition zurück. Wenn Sie über Ihre Grenze hinaus preschen wollen, bewirken Sie das Gegenteil von dem was Sie im Sinn haben. Also Eile mit Weile.

Die Zick-Zack-Linie im Stehen – Übung 2

Nachdem Sie Ihre Körpervorderseite nun entspannt und gelängt haben, beschäftigen wir uns nun mit der Zick-Zack-Linie in Ihrer Reinform. In Übung 2 lernen Sie das Grundbewegungsmuster, das so auch in den Anwendungen zum Einsatz kommt.

Begeben Sie sich in die Ausgangsposition. Stehen Sie gerade. Vielleicht hilft Ihnen der Gedanke, dass Ihr Kopf an einem unsichtbaren Faden leicht nach oben gezogen wird. Der Faden ist dabei als eine Art Verlängerung Ihrer Wirbelsäule am Hinterkopf befestigt und geht senkrecht nach oben. Achten Sie darauf, dass Ihre Knie leicht angewinkelt sind und Ihr Becken leicht nach hinten geneigt ist. Auf diese Weise beginnen Sie bereits in der Zick-Zack-Linie und zwar in ihrer gestrecktesten Form. Idealerweise wird diese Haltung Ihre Alltagshaltung, denn Sie wissen ja bereits, dass der Körper am funktionalsten im Zick-Zack organisiert ist. Bleiben Sie einige Augenblicke in der Ausgangsposition und spüren Sie in Ihren Körper. Lassen Sie alle unnötige Anspannung verschwinden. Starten Sie jetzt die Bewegung, indem Sie erneut Ihre Bauchmuskulatur vollkommen entspannen und loslassen. Ihr Becken wird dadurch leicht nach hinten schwingen. Lassen Sie gleichzeitig Ihre bereits angewinkelten Knie sich ein wenig mehr beugen während sich Ihr Brustbein nach vorn bewegt. Ihr Körpergewicht lastet dabei hauptsächlich auf den Fußballen. Während Ihr Becken sich weiter nach hinten unten bewegt, winkeln sich auch Ihre Knie mehr und mehr an. In einem fortgeschrittenen Stadium bewegt sich Ihr Oberkörper nun langsam nach vorn, um ein Gegengewicht zum Becken zu bilden. Die Körpervorderseite bleibt dabei jedoch lang. Ihr Rücken nimmt eine konkave Form an. Ich nenne dies oft den „Gorilla-Rücken". Führen Sie diese Bewegung so weit aus, bis sie merken, dass entweder Ihre Beinbeuger Ihr Becken in die entgegengesetzte Richtung ziehen oder Ihre Bauchmuskulatur Ihren Oberkörper so nach vorn zieht, dass Sie den „Gorilla-Rücken" nicht mehr aufrecht erhalten können und Ihr Brustbein sich dadurch wieder nach hinten bewegt. Beim kleinsten Anzeichen, dass dies passiert – idealerweise sogar wenn Sie vermuten,

dass es gleich passieren könnte – halten Sie an und kehren in die Ausgangsposition zurück. Wie Sie bereits wissen, machen Sie das, indem
Sie Ihre Füße in den Boden drücken und Ihr Becken wieder nach oben
steigen lassen. Kehren Sie in die Ausgangsposition zurück. Warten Sie
einige Augenblicke und spüren Sie in den Körper und wiederholen Sie
die Übung dann so langsam und bewusst sie können zehnmal.

Hier gelten die gleichen Anmerkungen, die Sie aus der Vorübung kennen.
Spüren Sie Spannungschmerzen im unteren Rücken vor oder nach der
Übung, dann haben Sie Ihr Becken mit diesen Muskeln nach hinten/oben
gezogen und das ist falsch. Achten Sie darauf, dass das Becken sich
durch Entspannung von alleine bewegt. Der Schlüssel beim Erlernen der
Zick-Zack-Linie liegt darin, Ihre Grenzen zu akzeptieren. Bewegen Sie
sich nur bis zu dem Punkt an dem Sie die Bewegung korrekt ausführen
können. Kollabiert Ihr Zick-Zack, weil Beinbeuger oder Bauchmuskeln
die Position von Becken oder Brustkorb durch Verkürzungen wieder aus
dem Zick-Zack ziehen, ist die Übung für die Katz. Es geht darum Ihrem
Nervensystem langsam aufzuzeigen, dass Sie diesen Bewegungsradius brauchen. Das geht am besten, indem Sie sich immer wieder an die
Grenze vorwagen, sie aber nicht überschreiten. Ihr Körper baut gerne
„Puffer" ein und wird Ihren Bewegungsradius von selbst langsam immer
mehr erweitern. Wenn Sie mit Gewalt arbeiten, führt das lediglich zu mehr
Verspannung, langsameren Fortschritten und häufig auch Verletzungen.

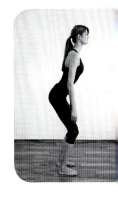

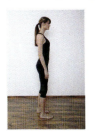 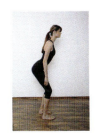 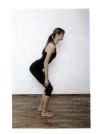 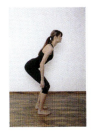

Die Zick-Zack-Linie im Stehen – Übung 3

Diese Übung ist für Fortgeschrittene und Profis. Sie ist extrem nützlich
und wertvoll aber schwierig auszuführen. Diese Übung unterscheidet

sich von der stehenden Zick-Zack-Linie nur durch ein winziges Detail. Sie stehen während der gesamten Übung auf Ihren Fußballen (der Volksmund würde sagen Zehenspitzen und dabei den Ballen meinen). Als zusätzliche Variante können Sie die Arme nach oben strecken, wenn Sie aus dem stark gefalteten Zick-Zack wieder in die gestreckte Position kommen und so für mehr Länge im Körper sorgen.

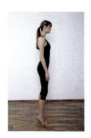 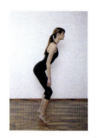 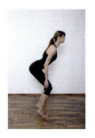 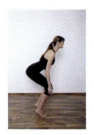

Die Zick-Zack-Linie auf einem Bein

Die Zick-Zack-Linie auf einem Bein ist wohl die am häufigsten vorkommende Anwendungsform dieses Bewegungsmusters. Immer dann, wenn Sie sich beispielsweise bücken und beide Beine nicht parallel stehen, kommt die Zick-Zack-Linie auf einem Bein zur Anwendung. Viele meiner Klienten finden es im Alltag angenehmer, die Zick-Zack-Linie auf diese Art und Weise einzusetzen, weil sie einfach weniger auffällt. Wenn Sie mit beiden Beinen parallel das Becken nach hinten gehen lassen, um einen heruntergefallenen Bleistift aufzuheben, dann mag das für Ihre Umwelt durchaus befremdlich wirken. Im Grunde kann Ihnen das egal sein und Sie werden irgendwann über diese Menschen lachen, besonders wenn die sich über die üblichen Gebrechen beklagen, die für Sie längst kein Thema mehr sind. Gleichzeitig verstehe ich natürlich, dass gerade meine weiblichen Klienten aus nachvollziehbaren Gründen vielleicht nicht unbedingt in einem Geschäftsmeeting die Zick-Zack-Linie vorführen möchten. Kein Problem, das Zick-Zack auf einem Bein ist deutlich dezenter. Aber Vorsicht! Es birgt natürlich die Gefahr, sich auf eine Seite zu spezialisieren und die andere zu vernachlässigen. Das führt zu Dysbalancen in Ihrem Körper. Achten Sie also unbedingt darauf, beide Seiten gleichmäßig zu nutzen. Und so funktioniert es. Begeben Sie sich in die entspannte Ausgangsposition. Verlagern Sie nun langsam Ihr Gewicht auf ein Bein (wir nehmen für diese Demonstration das rechte Bein). Bleiben Sie dabei lang und aufrecht in Ihrem Oberkörper. Wenn Sie bemerken, dass das linke Bein frei von jedem Gewicht geworden ist, starten Sie mit dem Zick-Zack indem Sie Ihren Bauch entspannen und Ihr Becken nach hinten gehen lassen. Der weitere Ablauf gleicht dem normalen Zick-Zack, das Sie ja bereits kennen, mit dem Unterschied, dass Sie auf einem Bein stehen. Wenn Ihr Bein vollkommen frei von Gewicht geworden ist, werden Sie bemerken, wie es der Bewegung des Beckens folgt und ebenfalls nach hinten geht. Lassen Sie es geschehen und lassen Sie gleichzeitig als Gegengewicht Ihren linken Arm nach vorne lang werden. Machen Sie die linke Körperseite lang und stellen Sie sich vor wie Sie sich leicht und entspannt strecken, um nach etwas zu greifen. Wenn Sie an dem Punkt angekommen sind, den Sie entspannt und im richtig ausgeführten Zick-Zack erreichen können, dann drücken Sie Ihren Fußballen wieder in Richtung Boden und richten Ihren Körper langsam wieder auf. Machen Sie eine kurze Pause und wiederholen Sie die Übung dann. Fünf Wiederholungen reichen aus. Wechseln Sie dann auf die andere Seite.

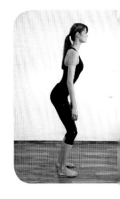

Bei dieser Übung geht es nicht um einbeinige Kniebeugen. Machen Sie die Übung langsam und behalten Sie denn Sinn der Zick-Zack-Linie im Kopf. Es geht nicht darum möglichst tief herunterzukommen und möglichst angestrengt zu sein. Arbeiten Sie so entspannt wie möglich und achten Sie darauf, dass Knie und Fuß in dieselbe Richtung zeigen. Würden Sie einen Pfeil aus Ihrem Knie herauskommen lassen, dann müsste er genau über Ihrer zweiten Zehe verlaufen, wenn Sie von oben über das Knie auf den Fuß schauen. Was bereits für die normale Zick-Zack-Line und im Übrigen auch für das Gehen gilt, gilt hier besonders, da Sie sonst gegebenenfalls Ihre Knie überlasten. Im Alltag können Sie beim Aufheben von Gegenständen noch zusätzlich den Oberkörper rotieren lassen, um kleine Gegenstände besser zu erreichen. Aber Vorsicht! Achten Sie darauf, dass das Zick-Zack im Oberkörper erhalten bleibt.

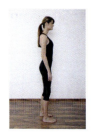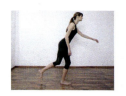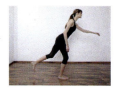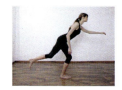

Anwendungen

In diesem Kapitel finden Sie einige Alltagsbewegungen in denen das Bewegungsmuster Zick-Zack-Linie zum Einsatz kommen kann. Natürlich müssen wir uns hier auf eine Auswahl beschränken. Das Einsatzgebiet ist so groß und gerade auch bei „sportlichen" Bewegungen so vielfältig, dass sich ein eigener Bildband mit Beispielbildern füllen ließe.

Sitzen – Aufstehen - Hinsetzen

Da es ein so wichtiges und häufiges Bewegungsmuster ist, möchte ich Ihnen zum Aufstehen und Setzen mit der Zick-Zack-Linie einige Tipps geben. Die meisten Menschen erheben sich aus ihren oft unfunktionalen Sitzgelegenheiten, indem Sie sich mit Kraft gegen die Schwerkraft stemmen. Diese Bewegung lässt sich aber mit Hilfe des Zick-Zack-Konzepts, das Sie nun bereits verinnerlicht haben, sehr viel kraftsparender, dynamischer und leichter gestalten. Beginnen wir zunächst mit dem Hinsetzen. Um es kurz zu machen, lassen Sie sich in Zukunft einfach nicht mehr wie ein nasser Sack auf den Sitz plumpsen. Gehen Sie tief in die Zick-Zack-Linie und stellen Sie sich vor die Sitzfläche wäre etwas tiefer und weiter hinter Ihnen. Wenn Sie so nach unten gehen, können Sie die Bewegung jederzeit umkehren und haben die vollkommene Kontrolle oder Sie gehen solange tiefer, bis Ihr Po sanft auf der Sitzfläche aufsetzt. Dann richten Sie Ihren Körper auf, bleiben weiterhin lang in Ihrer Körpervorderseite und „Voilà"! Wahrscheinlich wird man Sie neidisch beäugen und Ihnen zuraunen doch bitte nicht immer so gerade zu sitzen, weil man sich selbst dabei so schlecht fühle. Ich spreche aus persönlicher Erfahrung, denn so ging es mir häufig als ich noch einem Bürojob nachging.

Wenn Sie wieder aufstehen möchten, kehren Sie die Bewegung einfach um. Beginnen Sie jedoch zunächst damit, ein Bein so weit wie möglich unter Ihre Sitzfläche zu bewegen. Das erleichtert Ihnen die Angelegenheit gleich ungemein. Nun lassen Sie Ihren Körper nach vorn kippen. Die Front bleibt lang. Sie bewegen sich wieder in das tiefe Zick-Zack. Dadurch, dass Ihr Oberkörper Ihr Gewicht nun nach vorn bringt, genügt ein kleines zusätzliches Abstoßen mit dem Bein, das Sie vorher herangezogen haben, gefolgt von einem Aufrichten der Zick-Zack-Linie, indem Sie mit den Füßen gegen den Boden drücken.

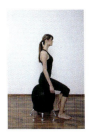 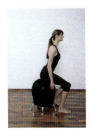 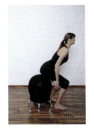 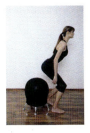 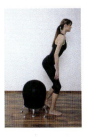 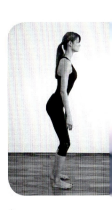

Wenn Sie diesen Ablauf einige Male geübt haben, werden Sie sich vorkommen wie ein Sprinter auf dem Startblock. Aufstehen wird mühelos und dynamisch. Probieren Sie es aus! Wenn Sie ein „Hexenschusskandidat" sind und sich von nun an auf diese Weise bewegen, müssen Sie sich wohl oder übel von diesem Alltagsleiden verabschieden. Das gilt vielleicht noch in stärkerem Maße für die folgende Anwendung.

Wasserkasten hochheben

Vielleicht hatten Sie ja schon einmal das Glück, eine sogenannte Rückenschule oder einen Rückenkurs zu besuchen. Häufig werden hier Menschen zu Recht belehrt, schwere Dinge nicht aus dem Rücken zu heben, sondern aus den Beinen. Bis dahin stimme ich mit den Kollegen zu 100 Prozent überein. Schwierig wird es allerdings bei der Frage: „Wie denn dann?" Während die Allgemeinheit empfiehlt mit geradem Rücken zu heben – was zu Recht niemand macht, da es ein einziger Körperkrampf ist – empfehle ich, Sie ahnen es sicher schon, die Zick-Zack-Linie. Im Prinzip falten Sie Ihr Zick-Zack auf beiden Beinen, docken dann mit Ihren Händen am Wasserkasten (der hier exemplarisch für ein zu hebendes Gewicht steht) an und strecken das Zick-Zack wieder, wie Sie es bereits kennen, indem Sie die Füße in den Boden drücken. Häufig brauchen Sie die Arme nicht einmal anzuwinkeln. Lassen Sie die größten und kräftigsten Muskeln des Körpers die Arbeit verrichten.

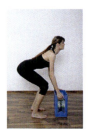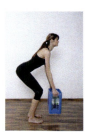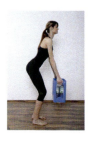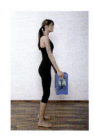

Der Hauptunterschied zum „Heben" vieler Rückenschulen besteht darin, dass sie bei diesen Methoden bereits enorm viel Kraft aufwenden müssen, um überhaupt in diese Position zu kommen. Die Kraft, die Sie brauchen, um das jeweilige Gewicht zu bewegen, kommt dann noch hinzu. Über das Nutzen der Zick-Zack-Linie lernen Sie, Ihre Faszien zu nutzen und sich beim Tiefergehen in Ihre Faszinenschlingen „zu legen". Das erfordert deutlich weniger Muskelaktivität. Folglich brauchen Sie viel weniger Kraft und Energie. Sie können das übrigens ziemlich leicht testen. Mit etwas Übung werden Sie recht entspannt über längere Zeit in einer tief gefalteten Zick-Zack-Position bleiben können. Versuchen Sie einmal, auch nur annähernd so lange, in der „In die Knie gehen-Position" der Rückenschulen zu verharren und Sie werden nach kurzer Zeit mit zitternden Beinen aufgeben. Die Zick-Zack-Linie ist einfach funktionaler. Ein weiterer Beweis findet sich im Sport. Schauen Sie sich einmal Gewichtheber an, die große Gewichte bewegen müssen. Auch diese Sportler nutzen die Zick-Zack-Linie, wie Sie am deutlich gerundeten Rücken – man könnte fälschlich meinen sie gingen ins Hohlkreuz – erkennen können. Kein Gewichtheber dieser Welt würde nach Rückenschulmethodik in den Wettkampf gehen und gesund wieder herauskommen.

Schwere Dinge schieben

Wenn Sie schwere Dinge schieben, dann ergibt sich die tiefe Zick-Zack-Linie fast von selbst. Schieben Sie doch einmal einen vollen Einkaufswagen, einen Kinderwagen oder einen liegengebliebenen PKW. Sie werden merken, dass Sie automatisch das Becken nach hinten gehen und Ihren Brustkorb nach vorn kommen lassen.

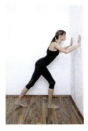

Zick-Zack ist überall

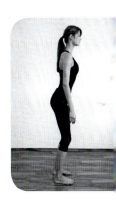

Die vorgenannten Beispiele und Anwendungen kann man fast unendlich fortführen. Lassen Sie Ihrer Fantasie freien Lauf. Um das Thema abzuschließen, habe ich Ihnen hier noch ein paar Bilder zusammengestellt.

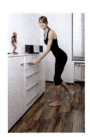 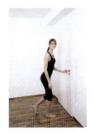 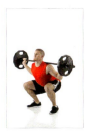

Gut gehockt ist halb gewonnen

Sie haben jetzt gelernt wie und in welchen Varianten Sie das Bewegungsmuster Zick-Zack-Linie einsetzen und anwenden können. Wenn Sie sich erinnern, dann gibt es einen Punkt, an dem Sie keine Zick-Zack-Linie mehr machen, wenn Sie weiter nach unten gehen. Die Linie kollabiert und ihr Rücken wird rund, wenn ihr oberer Beckenrand nach hinten kippt. Zwar ist diese Haltung mit rundem Rücken und nach hinten gekippten Becken Gift für jede funktionale Bewegung, wenn Sie stehen. Im Hocken macht sie jedoch überaus viel Sinn.

Ich hoffe Sie lesen gerade nicht am Mittagstisch. Zumindest nicht laut. Die Hockhaltung ist auf der gesamten Welt die am häufigsten vorkommende und gleichzeitig natürlichste Position, um große Geschäfte zu tätigen. Nicht an der Börse versteht sich, sondern beim Stuhlgang. Wobei das Wort Stuhlgang tatsächlich irreführend ist, denn den Stuhl oder den Thron, den wir Mitteleuropäer gerne verwenden, gibt es nicht nur in natürlicher Umgebung eher selten, es gibt ihn auch bei uns erst seit wenigen hundert Jahren. Wenn Sie die Website www.darmhilfe.de besuchen, dann erfahren Sie, dass unsere Vorfahren etwa bis zur Mitte des 19. Jahrhunderts reine „Hocker" waren. Sitztoiletten, wie wir sie heute in Mitteleuropa und Amerika kennen, waren vor dieser Zeit ein Utensil, das vom Hochadel oder Körperbehinderten benutzt wurde. Erst um 1860 machte das WC, das „water closet", als erste Toilette mit Wasserspülung, es dem „Normalbürger" möglich, wie die adligen Vorbilder auf einem „Thron" zu sitzen. Doch in freier Wildbahn sieht die Situation wieder sehr ursprünglich aus.

Die Damen unter den Lesern kennen das Problem wahrscheinlich auch heute noch. Was tun Sie, wenn Sie auf einem Waldspaziergang dringend müssen? Nun, Sie hocken sich hin. Die männlichen Leser haben den Vorteil, dass Sie die ganz dringende Notdurft flüssiger Natur im Stehen verrichten können. Aber wenn es ans „Big Business" geht, dann hocken auch sie sich lieber hin. Und das hat tatsächlich allerlei Vorteile. Ohne zu tief in dieses zugegebenermaßen nicht ganz so appetitliche Thema einzusteigen, kann man sagen, dass eine Entleerung im Hocken schneller, einfacher und auch vollständiger ist. Fäkalreste bleiben nicht im Darm zurück, wie dies auf dem Thron häufig der Fall ist, wo sie zu allerlei Darmerkrankungen bis hin zum Darmkrebs führen können. Darüber hinaus werden Nerven, die Prostata, Harnblase und Gebärmutter steuern, vor Überreizung und damit verbundener Schädigung geschützt. Ganz wie von selbst entfällt in dieser Position auch das Pressen, was sonst zu eher unappetitlichen Krankheitsbildern wie Hämorrhoiden führen kann. Als letzten Aspekt kann man aufführen, dass sich diese Haltung positiv auf den Tonus der Beckenbodenmuskulatur auswirkt.

Aber auch strukturell und funktional bietet diese Haltung eine Menge Vorteile. Eine Vielzahl von Strukturen wird gelängt und gedehnt und sorgt so dafür, dass Ihre Beweglichkeit erhalten bleibt. Besonders der untere Rücken profitiert von dieser Haltung. Machen Sie doch einen kleinen Test. Hocken Sie sich einmal hin, wie Sie es auf dem Bild sehen. Achten Sie darauf, dass Ihre Fersen den Boden berühren. Keine Sorge, wenn Ihnen das nicht auf Anhieb gelingt. So geht es wahrscheinlich 90 % der Bevölkerung um sie herum. Interessant ist jedoch, dass in asiatischen oder auch afrikanischen Ländern wie selbstverständlich in dieser Position „gesessen" wird, wenn man beispielsweise auf den Bus wartet und keine Bank vor Ort ist. Natürlich fällt es den Menschen leicht, denn Sie erledigen in dieser Haltung mehrfach am Tag Ihren Stuhlgang. Kein Wunder also, dass Sie selbst 80 jährige Menschen finden, die mühelos in diese Position gelangen und auch aus ihr wieder aufstehen können.

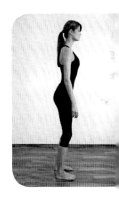

Ganz anders der zivilisationskranke Stadtmensch. Vielleicht erlauben Sie sich ja nach einigem Üben einen kleinen Spaß und bitten Personen in Ihrem Umfeld diese Haltung einzunehmen. Ich kann Ihnen verraten, dass ich bei Hunderten von Klienten nur sehr wenige Menschen gefunden habe, denen es spontan gelang, mit den Fersen am Boden, entspannt in dieser Position zu sitzen. Die meisten kamen entweder überhaupt nicht in die Position oder sie schafften es nicht mehr, aus ihr aufzustehen. Kleine Kinder dagegen nehmen diese Haltung noch ganz mühelos ein, wenn sie spielen. Sie setzen sich und stehen wenig später wieder aus einer sehr tiefen Hocke auf, ohne sich festhalten oder abstützen zu müssen. Eine kurze Bildersuche bei Google mit dem Suchbegriff „Hocken" führt zu Ergebnissen, die Ihnen die Unterschiede zwischen asiatischen und afrikanischen „Profis" und den übrigen Amateuren sehr gut vor Augen führen.

Auch wenn Sie weiterhin Ihren Thron nutzen wollen, sollten Sie mehrfach am Tag diese tiefe Hockposition einnehmen. Sie werden über das neu gewonnene Maß an Beweglichkeit verblüfft sein, das sich schon nach wenigem Üben einstellt. Falls Sie aber Ihre täglichen Geschäfte doch einmal in dieser neuen „alten" Position verrichten wollen ohne gleich Ihren Thron abzubauen, finden Sie im Netz Adapter für Ihr WC. Produkte und Informationen, die über den reinen Aspekt des natürlichen Bewegens hinausgehen, finden Sie auf der bereits genannten Website www.darmhilfe.de.

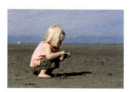 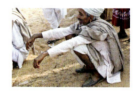

Das Leben ist ein ständiges Auf und Ab

In diesem abschließenden Übungspart schließt sich nun der Kreis. Sie haben die Zick-Zack-Linie in ihren verschiedenen Anwendungen und Ausprägungen kennengelernt und haben auch das Hocken wieder neu für sich entdeckt. Sicher ahnen Sie es schon, denn nun möchte ich, dass Sie diese beiden Dinge miteinander verbinden.

Falls Sie selbst schon einmal das Glück hatten einem kleinen Menschen auf seinen ersten Schritten durch und in das Leben zu begleiten, dann kommt Ihnen das Folgende sicher sehr bekannt vor. Kleinkinder benutzen die Zick-Zack-Linie ständig, um ihren Schwerpunkt zu senken, und wenn das eine oder andere Steinchen oder Stöckchen doch interessanter zu sein scheint, dann senkt sich einfach das Becken weiter ab. Der kleine Mensch hockt dann vollkommen entspannt in dieser Position. Wenn das Objekt der Begierde nicht mehr interessant genug ist, dann drückt er mit den Beinen in den Boden, das Becken steigt nach oben und der ganze Körper richtet sich über die Zick-Zack-Linie wieder auf. Für diesen Bewegungsablauf war nicht einmal eine Hand zum Abstützen nötig.

Ich weiß, dies ist eine Übung für Profis. Wenn Sie also bereits gesundheitliche Schädigungen durch Ihr jahrelanges Fehlbewegen davon getragen haben, dann lassen Sie bitte von dieser letzten Übung die Finger. Auch wenn Sie gerade angefangen haben, sich mit diesen Bewegungsmustern in diesem Buch zu beschäftigen, legen Sie diese Übung bitte noch eine Weile auf die Seite. Um sich wirklich funktional zu bewegen, ist es notwendig, sehr tief in Zick-Zack gehen zu können. Ist Ihr Körper dazu noch nicht in der Lage (und das ist es beim ersten Lesen dieses Buches sicher noch nicht), dann schaden Sie sich mit dieser Übung mehr als dass sie Ihnen nutzt. Aufgeschoben ist nicht aufgehoben. Lassen Sie sich Zeit.

Erinnern Sie sich nun zurück an „Die Zick-Zack-Linie im Stehen – Übung 2". Achten Sie diesmal darauf, dass Sie einen etwas mehr als schulterbreiten Stand einnehmen. Beginnen Sie wieder, indem Sie ihre Bauchmuskulatur entspannen wodurch Ihr Becken langsam beginnt nach hinten und unten zu gleiten. Gehen Sie tiefer in das Zick-Zack, bis Sie spüren, dass es nicht mehr weiter geht. Ihr Oberkörper sollte nun bereits eine fast waagerechte Haltung eingenommen haben und die Knie sollten stark gebeugt sein, so dass der Schwerpunkt und Ihr Becken bereits sehr tief sind.

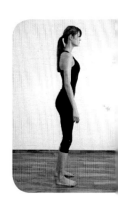

Statt – wie bei der ursprünglichen Übung – nun wieder nach oben zu gehen, entspannen Sie jetzt Ihren Körper und lassen das Becken weiter nach unten sinken. Sie werden spüren, dass Sie das Zick-Zack jetzt verlassen. Ihr Rücken wird zunehmend rund. Lassen Sie es geschehen und unterstützen Sie das Ganze indem Sie auch Ihre Halsmuskulatur entspannen und den Kopf sanft nach vorn fallen lassen. Begeben Sie sich langsam in die Hock-Position. Genießen Sie die entspannende Streckung Ihres unteren Rückens und des Hals/Nacken-Bereichs für einige Momente. Um sich aus dieser Position wieder aufzurichten, drücken Sie Ihre Beine wieder in den Boden. Verlagern Sie Ihren Schwerpunkt leicht nach vorn und lassen Sie zunächst Ihr Becken steigen. Ihr Ziel ist es, so schnell es geht wieder in die Zick-Zack-Linie zu kommen. Haben Sie dieses Ziel erreicht, fahren Sie einfach fort, wie Sie es aus den anderen Übungen kennen, bis Sie einen aufrechten Stand erreicht haben.

Führen Sie diese Übung mit Pausen von ca. einer Minute zwischen den Übungen maximal drei- bis fünfmal aus. Auch hier macht es nicht die Anzahl der Wiederholungen, sondern wie sehr Sie in die Bewegung hinein spüren und sich ein Bild von noch vorhandenen unnötigen Spannungsmustern machen können. Diese gilt es zu eliminieren. Wenn Ihre innere Stimme Ihnen sagt, dass Sie ohne unnötige Spannungen jederzeit und vollkommen entspannt von der Stand- in die Hockposition gehen können, dann können Sie es den Kindern gleichtun und dieses Muster einsetzen wann immer Sie es möchten. Bitte denken Sie daran, dass wir hier keinen Sport machen! Das Höchstmaß an Entspannung und Bewegungsfreiheit sorgt, wenn Sie alles richtig machen, dafür, dass für diese Bewegung keinerlei Vordehnen oder Aufwärmen nötig ist. Meine Tochter machte diese „Übung" mit 18 Monaten wenige Sekunden nachdem Sie aus dem Schlaf aufgewacht war und das mehrfach und mit großer Freude. :-)

Von Übungsmeistern und Kleidung

Nachdem Sie an dieser Stelle bereits ein Zick-Zack-Linien-Experte geworden sind, möchte ich Ihnen noch eine Sache mit auf den Weg geben. Natürlich haben Sie jetzt genug Übungen an der Hand, um sich damit lange Zeit zu beschäftigen und langsam zum „Übungsmeister" zu werden. Viele Bewegungstherapien scheinen nach diesem Muster zu arbeiten. Das ist natürlich schon einmal ein Anfang und gleichzeitig noch lange nicht genug. Ziel dieses Büchleins ist es, Sie dazu zu bewegen, die Zick-Zack-Linie in Ihren Alltag aufzunehmen. Denn nur dann ist es ein Bewegungsmuster, nach dem sich Ihr Körper wirklich formt.

Verstehen Sie mich bitte richtig: Jede Übungseinheit, die Sie hinter sich bringen, hat großen Nutzen für Sie. Gleichzeitig passt sich Ihr Körper immer den dominierenden Umständen an und nicht sporadisch auftretenden. Dazu reagieren die Faszien einfach zu langsam. Es braucht Zeit und ähnliche Reize, bis Ihre Faszien sich veranlasst fühlen, etwas zu ändern.

Tun Sie sich einen Gefallen und werden Sie nicht zum Übungsmeister. Ich kenne viele Kollegen, die die Übungen ihrer jeweiligen Methoden großartig beherrschen und im Liegen Ihr Zwerchfell toll entspannen können oder im Lotussitz die tollsten Dinge vollbringen. Leider bewegen sich diese Menschen in alltäglichen Bewegungsmustern oft ebenso schlecht, wie der Normalbürger. Wie sollte es anders sein, denn Sie haben sich ja nur mit ihren Übungen beschäftigt. Sie erinnern sich an das Beispiel des Kampfkunstmeisters in einem der vorangegangenen Kapitel. Wenn Sie sich in Ihrem Alltag besser bewegen wollen, dann müssen Sie lernen, sich eben genau in diesen Situationen besser zu bewegen. Exotische Positionen und Verrenkungen nützen da wenig.

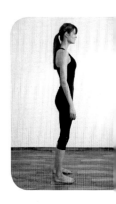

Meinen Klienten empfehle ich, folgendermaßen vorzugehen. Es ist unmöglich von jetzt auf gleich all Ihre Bewegungsmuster auf die Zick-Zack-Line umzustellen. Wenn Sie so an die Sache herangehen, werden Sie schnell frustriert sein und aufgeben. Suchen Sie sich stattdessen zu Beginn ein oder zwei Bewegungen aus, die Sie täglich machen. Vielen Klienten ist es anfangs unangenehm das Becken weit nach hinten gehen zu lassen also starten Sie vielleicht mit Bewegungen, die Sie in Ihren vier Wänden ausführen. Meine Favoriten sind dabei wie bereits erwähnt das Öffnen des Mülleimers oder das Öffnen der etwas tiefer liegenden Wäscheschublade. Lassen Sie Ihre Fantasie spielen. Sicher finden Sie ein oder zwei Bewegungen, die Sie häufig und am besten täglich ausführen. Beschränken Sie sich den ersten Monat ganz entspannt nur auf diese Bewegungen. Sehen Sie es als Spiel. Fällt Ihnen einmal nachträglich auf, dass Sie sich doch krumm gemacht haben, dann machen Sie die Bewegung zur Übung einfach nochmal. Irgendwann wird es ein Automatismus und Sie brauchen nicht mehr darüber nachzudenken. Spätestens jetzt ist der richtige Zeitpunkt, um sich neue Bewegungen zu suchen. Irgendwann werden Sie merken, dass Sie völlig selbstverständlich und entspannt die Zick-Zack-Linie nutzen, wann immer sie angebracht ist. Gratulation, Sie haben es geschafft und dürfen von jetzt an über den einen oder anderen Übungsmeister müde lächeln, denn Sie üben jetzt 24 Stunden am Tag.

Es besteht ein enormer Unterschied, ob Sie jeden Tag 2 Stunden üben (was tatsächlich kaum jemand macht) oder sich 24 Stunden richtig bewegen. Sie können die zeitliche Differenz, die sich nach einer Woche, nach einem Jahr oder nach zehn Jahren ergibt ja gerne einmal ausrechnen. Sie werden überrascht sein und verstehen, warum der Weg des Übungsmeisters eine Sackgasse ist.

Einen letzten Hinweis darf ich Ihnen noch mit auf den Weg geben. Bitte achten Sie auf Ihre Kleidung. Und ich meine nicht, dass Sie sich zum Üben besonders herausputzen müssen. Ein Großteil unserer modernen Bekleidung ist nicht für freies Bewegen ausgelegt. Falls Sie vorhaben sollten, die Zick-Zack-Linie in einer engen Jeans oder in Ihrer Anzughose zu machen, bringt Sie Ihre Kleidung wahrscheinlich lange vor Ihrem Körper an Ihre Grenzen. Enge Hosen, Hemden in der Hose oder Jacketts formen ähnlich wie Schuhe, die üblicherweise nicht annähernd der menschlichen Fußform entsprechen, Ihren Körper und schränken Ihre Beweglichkeit ein. Enge Kleidung, die Sie im wahrsten Sinne des Wortes einengt, ist natürlich das, was häufig als modisch und schick angesehen wird. Sie sollten bedenken, dass dieser Kleidungsstil, der auch heute noch einen gewissen Status vermittelt, ihren Ursprung in der Oberschicht hat. Ähnlich wie ein spitzer Schuh mit Absatz zeigt beispielsweise ein „gut" geschnittener Anzug, dass Sie keiner körperlichen Arbeit nachgehen. Wie auch, denn Ihre Kleidung wäre äußerst unpraktisch und würde schnell kaputtgehen. Niemand geht im Anzug zum Sport oder lümmelt darin zuhause auf dem Sofa herum.

Wie Sie jetzt aber bereits wissen, baut Ihr Körper ab was nicht genutzt wird. Das gilt auch für Ihre Bewegungsfreiheit. Wenn Sie Ihre Hände ein Jahr lang nicht benutzen, werden Ihre Finger vollkommen versteift und unbrauchbar sein. Nutzen Sie den Bewegungsradius Ihres Schultergelenks nicht im vollen Maße, dann bleibt irgendwann der Radius übrig, den

Sie tatsächlich nutzen. Je mehr Sie sich von Ihrer Kleidung einschränken lassen desto kleiner wird Ihr Bewegungsspielraum. Gleiches gilt natürlich auch für die Damen, die sich ja zur Freude der Herren der Schöpfung gerne in enge und engste Kleidungsstücke zwängen oder voller Freude Schuhe tragen, die sie nach zwei Stunden ausziehen müssen, weil die Füße schmerzen. Welch eine Ironie.

Bedenken Sie, dass der Mensch, wie jedes Tier, ohne Kleidung geboren wird. Kleidung sollte unseren natürlichen Bewegungsradius und unsere Freiheit nicht einschränken. Die Konsequenzen können Sie sich nun nach diesem Buch gut vorstellen.

Ende

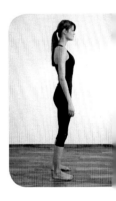

Und damit entlasse ich Sie in die Freiheit und wünsche Ihnen viel Freude an Ihrer neu gewonnenen Bewegungsfreiheit mit der Zick-Zack-Linie. Haben Sie Spaß dabei ebenso, wie Sie an Ihrem gesamten Leben Spaß haben sollten, denn wenn Sie nicht gerade Buddhist oder Hinduist sind, dann haben Sie nur „das Eine". Ebenso wie Sie nur einen Körper haben. Vielmehr sind Sie Ihr Körper. Sorgen Sie also gut für sich.

Über den Autor

Dirk Beckmann ist auf dem Gebiet der ganzheitlichen Therapie einer der bekanntesten und gefragtesten Experten. Als Spezialist für Körperhaltung und funktionales Bewegen arbeitet er seit 2005 in seiner eigenen Praxis in Düsseldorf mit Klienten, die aus ganz Deutschland und dem angrenzenden Ausland zu ihm kommen. Neben der manuellen Arbeit an myofaszialen Verklebungen und Verkürzungen besteht ein Schwerpunkt seiner Arbeit in der Unterrichtung und im Coaching von funktionalen Bewegungsmustern.

Sein 2012 erschienenes Erstlingswerk „Einfach Ballengang – natürliches Gehen", das in deutscher und englischer Sprache weltweit erhältlich ist, und der dazugehörige „Ballengang-Blog" unter www.einfachballengang. de, über den sich weltweit Besucher zu diesem Spezialthema informieren, haben Dirk Beckmann darüber hinaus zu einem international bekannten Experten gemacht.

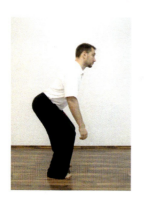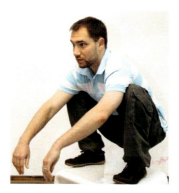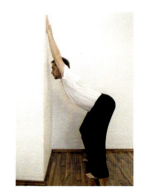

Nach ausgiebiger Erprobungsphase und zahllosen erfolgreichen Testsitzungen, ging er Anfang 2013 mit einer neuen revolutionären Therapieform mit dem Namen ES-Equilibrium State an die Öffentlichkeit. ES-Equilibrium State ist eine der wenigen oder vielleicht die einzige wirklich ganzheitliche Therapiemethode weltweit. Zusätzlich zu hocheffektiven Faszienmanipulationstechniken mit dem Namen ES-Body, mit denen der Körper strukturell aufgerichtet und von Spannungsmustern befreit wird, werden mentale Blockaden und Stress gelöst, die ebenfalls negative Auswirkungen auf Körper und Geist haben. Unter dem Namen ES-Mind kommen hierbei hochmoderne Mentaltechniken zum Einsatz, die sonst im Profisport, Coaching und der Therapie genutzt werden. Die Kombination aus ES-Body und ES-Mind hilft Klienten einen einzigartigen und ganzheitlichen Gleichgewichtszustand zu erreichen – den Equilibrium State.